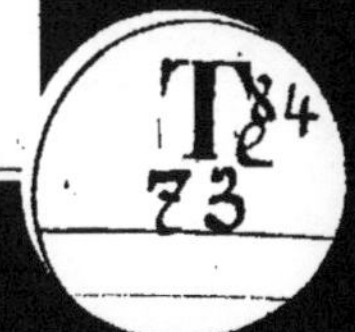

ÉTUDE

SUR LES

RÉSECTIONS DU MAXILLAIRE SUPÉRIEUR

AU POINT DE VUE DE LEURS RÉSULTATS

ET EN PARTICULIER

SUR UN PROCÉDÉ NOUVEAU

AVEC CONSERVATION DU NERF SOUS-ORBITAIRE

PAR

LE DOCTEUR E. CARTIER

ANCIEN INTERNE DES HÔPITAUX DE SAINT-ÉTIENNE (CONCOURS DE 1875)
ET ANCIEN INTERNE DES HÔPITAUX DE LYON (CONCOURS DE 1876)

Avec une planche et deux photographies

PARIS
LIBRAIRIE J.-B. BAILLIÈRE ET FILS
19, RUE HAUTEFEUILLE, PRÈS DU BOULEVARD SAINT-GERMAIN

1880

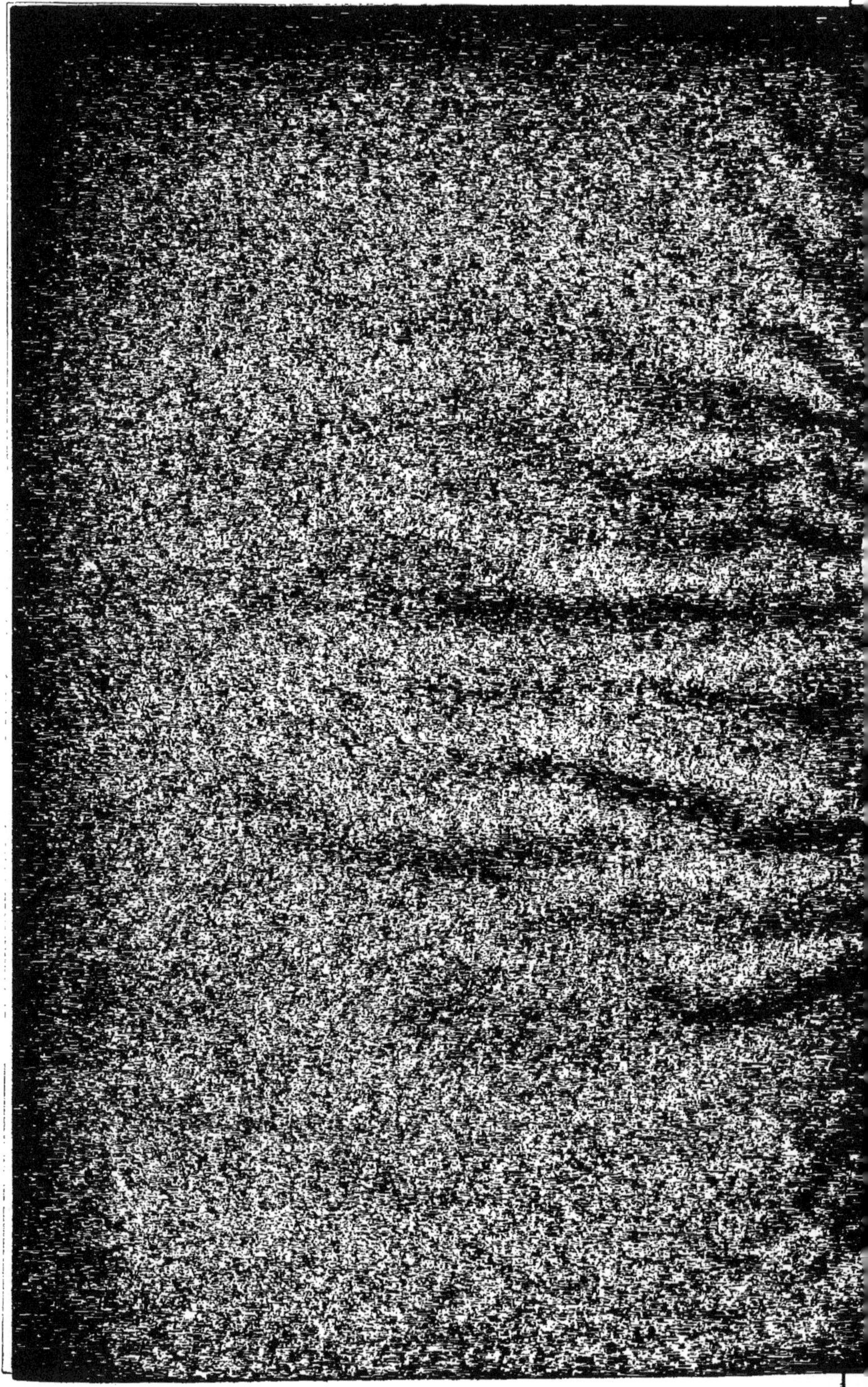

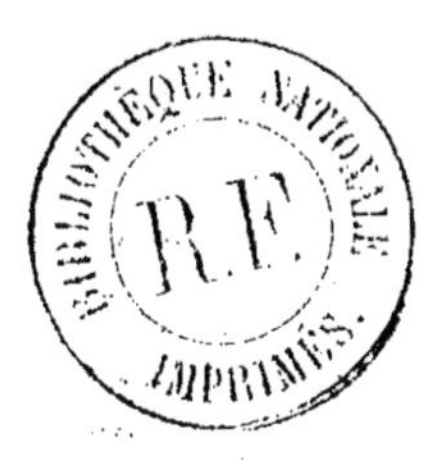

ÉTUDE

sur les

RÉSECTIONS DU MAXILLAIRE SUPÉRIEUR

DU MÊME AUTEUR

Observation de rupture traumatique du diaphragme, in *Lyon-Médical*, 1876, t. XXI.

Carie du larynx; communication de l'œsophage et de la trachée déterminée par une canule laissée à demeure pendant six ans après une opération de trachéotomie, in *Lyon-Médical* 1876, t. XXIII, et in *Annales des maladies de l'oreille et du larynx*, numéro de décembre 1876.

Abcès sous-cutané au-dessous de l'épine de l'omoplate communiquant avec une caverne pulmonaire, in *Lyon-Médical*, 1879, t. XXXI.

Note sur trois cas d'hémi-anesthésie, traités par la métallothérapie, lue à la Société des sciences médicales de Lyon, novembre 1879.

5607. — Imp. Vᵉ CHANOINE, place de la Charité, 10

ÉTUDE

SUR LES

RÉSECTIONS DU MAXILLAIRE SUPÉRIEUR

AU POINT DE VUE DE LEURS RÉSULTATS

ET EN PARTICULIER

SUR UN PROCÉDÉ NOUVEAU

AVEC CONSERVATION DU NERF SOUS-ORBITAIRE

PAR

LE DOCTEUR E. CARTIER

ANCIEN INTERNE DES HÔPITAUX DE SAINT-ÉTIENNE (CONCOURS DE 1875)
ET ANCIEN INTERNE DES HÔPITAUX DE LYON (CONCOURS DE 1876)

Avec une planche et deux photographies

PARIS

LIBRAIRIE J.-B. BAILLIÈRE ET FILS

13, RUE HAUTEFEUILLE, PRÈS DU BOULEVARD SAINT-GERMAIN

1880

AVANT-PROPOS

Pendant notre internat dans les hôpitaux de Lyon, nous avons assisté à plusieurs ablations du maxillaire supérieur, par un procédé mis en pratique depuis plusieurs années par M. le professeur Létiévant. Nous avons été frappé de l'excellence de ses résultats, tant dans la conservation de la forme que dans celle des fonctions. Les faits sont là pour le prouver. Cependant ce procédé s'écarte notablement des données opératoires suivies jusqu'à ce jour; il va même à l'encontre de certains préceptes.

Comparer, dans leur résultat, les procédés de résection du maxillaire supérieur, et arriver, si possible, à une conclusion pratique, tel a été le but de ce travail.

Nous tenons à remercier hautement notre maître, M. Létievant, de ses conseils et de la libéralité avec laquelle il a mis à notre disposition sa collection de faits cliniques.

Que tous ceux qui nous ont fourni des matériaux nécessaires à cette étude, et en particulier M. le professeur Desgranges, reçoivent l'expression de notre gratitude.

Cette étude comprendra quatre parties :

1° Historique de la question:

2° Exposition et appréciation des procédés de résection de la machoire supérieure;

3° Procédé de résection avec conservation du nerf sous-orbitaire;

4° Relations de faits cliniques.

CHAPITRE Ier

Étude sur les résections (1) du maxillaire supérieur

COUP D'ŒIL HISTORIQUE

Peu d'opérations ont donné lieu à tant de débats, pour la question de priorité, que l'ablation du maxillaire supérieur. D'après plusieurs auteurs, Velpeau en tête, elle aurait été pratiquée, dès la fin du dix-septième siècle, par Acoluthus. Puis, viendraient Ruysch, Siebold, Dupuytren, Lizars et enfin Gensoul. Or il est facile, en remontant aux sources, de voir la distance qui sépare ces opérations de celle de Gensoul. Nous rapportons intégralement, d'après le mémoire de Bordenave (2), l'observation d'Acoluthus ; beaucoup d'auteurs la citent et peu d'entre eux paraissent l'avoir lue avec soin.

(1) Nous emploierons indistinctement les mots *resection*, *ablation* *amputation*, l'usage les ayant, dans l'espèce, consacrés comme synonimes.

(2) *Mémoires de l'Académie royale de chirurgie*, t. XIII, 1774.

« Acoluthus, médecin de Breslau, rapporte dans les *Mémoires de l'Académie des curieux de la nature*, qu'une femme âgée d'environ trente ans vint, en 1693, de Pologne en Silésie, pour chercher du secours contre une maladie particulière du sinus maxillaire. Quelque temps après l'extraction d'une dent de la mâchoire du côté gauche, il était survenu une petite tumeur dans l'alvéole ; elle fit des progrès tels, qu'en deux ans elle avait acquis le volume de deux poings.

Cette tumeur occupait presque toute la cavité de la bouche, et soulevait extérieurement la joue à un degré de distension, qui en faisait craindre la rupture. La mâchoire inférieure était béante ; les lèvres ne pouvaient se rapprocher, et enfin dans l'espace de quelques semaines, l'augmentation de la tumeur fut si rapide, qu'on désespéra de cette pauvre femme, menacée de périr de suffocation, ou de faim et de soif, par l'impossibilité de boire et de manger.

C'est cette situation urgente qui détermina à lui donner un prompt secours. La masse de la tumeur était très-dure, elle remplissait la plus grande partie de la voûte du palais et comprenait dans son centre toutes les dents supérieures du côté gauche. Pour pouvoir opérer dans cette circonstance, on agrandit préalablement la bouche par une incision transversale à la joue qui commençait à la commissure des lèvres.

Au moyen de cette incision, on attaqua, avec un bistouri courbe, la tumeur à la partie extérieure de sa circonférence, elle avait la résistance d'un cartilage fort dur et cédait à peine au tranchant de l'instrument et aux efforts de la main qui le conduisait. On parvint néanmoins à emporter trois ou quatre dents avec une portion assez grande du maxillaire supérieur. Cette extirpation ne s'étendait qu'à la moitié extérieure de la tumeur, il fut impossible de cerner l'autre moitié, qui remplissait la fosse palatine ; on n'en vint à bout que par parties et à diverses reprises.

L'opération fut longue et laborieuse et, suivant l'expression de l'observateur, l'une des plus cruelles qu'il ait jamais vues. On appliquait, suivant que le besoin l'exigeait, le cautère actuel, tant sur les orifices des vaisseaux, qui auraient pu donner lieu à des hémorrhagies que sur les chairs fongueuses. Cette dernière circonstance fait voir que ce n'est pas dans une seule fois qu'on a poursuivi l'éradication de cette tumeur, et que c'est en différents jours que l'on est parvenu à l'effet désiré par l'usage répété des moyens efficaces. Peu après les premières opérations, la maladie eut un aspect qui fit juger favorablement du succès. Le fer et le feu furent employés successivement à diverses fois ; il n'y eut enfin d'excroissances qu'au seul endroit où la tumeur avait pris naissance. Une recherche attentive y fit reconnaître quelques portions d'os attaquées de carie, dont l'extraction fut suivie d'une prompte et heureuse guérison. »

Ruysch (1) n'enleva pas, en même temps qu'une tumeur, l'os maxillaire supérieur carié ; après l'ablation de la fongosité, le tissu osseux fut seulement brûlé.

Les opérations de Siebold, de Dupuytren sont tout aussi incomplètes. Or, l'ablation d'une tumeur entraî-

(1) Lisfranc. — *Traité de médecine opératoire.*

nant à sa suite quelques lamelles osseuses, ne saurait constituer à elle seule un procédé, et, dans l'opération de Gensoul, il y a autre chose que *du plus au moins*, comme le disait injustement Velpeau.

Lizars d'Edembourg conçut en 1826, dans son *System of anatomical Plates*, la possibilité d'enlever le maxillaire supérieur, mais avec la *singulière* et *fort extraordinaire idée*, comme le remarque Lisfranc, de lier préalablement la carotide primitive. Cela ne l'empêcha pas, lorsqu'il mit pour la première fois son procédé à exécution, en décembre 1827, d'avoir une hémorrhagie si forte que l'opération dut être suspendue.

Il faut arriver à Gensoul, pour trouver une opération basée sur des données anatomiques exactes et exécutées d'après des règles précises. Sa première opération date de mai 1827 ; il avait pratiqué huit fois cette opération, quand il publia, en 1833, *sa lettre chirurgicale sur quelques maladies graves du sinus maxillaire.*

Aujourd'hui, les passions soulevées par la question de priorité paraissaient éteintes ; la voix autorisée de Lisfranc avait vengé le chirurgien lyonnais en réfutant les appréciations erronées de Velpeau ; aussi nous avons été quelque peu surpris, en lisant dans la *Revue mensuelle de médecine et de chirurgie* (1) une analyse de l'ouvrage du professeur Cross, de Philadelphie (2), par L. H. Petit, de trouver les lignes suivantes : « L'extirpation de la mâchoire supérieure paraît avoir été faite pour la première fois en Amérique. C'est en 1820 que Jameson, de Baltimore, pratiqua cette opéra-

(1) *Revue mensuelle de médecine et de chirurgie*, 1877, p. 792

(2) *A century of american surgery.*

tion, ne laissant que le plancher du sinus qui était sain. »

Nous n'avons pu nous procurer le recueil où l'observation de Jameson a été publiée, et partant en analyser la portée. Toutefois cette réclamation, se faisant jour après cinquante ans, ne laisse pas d'être suspecte ; d'ailleurs nous y trouvons cet aveu que le plancher du sinus fut conservé ; ce n'était donc qu'une opération partielle.

CHAPITRE II

Des différents procédés de résection du maxillaire supérieur (1)

Depuis l'opération de Gensoul, les procédés de désarticulation de la mâchoire supérieure se sont multipliés ; on pourrait presque dire que chaque chirurgien a eu le sien. Nous allons passer en revue les principaux. Nous répétons que nous laissons de côté les ablations partielles du maxillaire, ces opérations n'étant pas comparables, dans leurs résultats, avec celle qui nous occupe.

Avant de passer à la description des procédés opératoires, rappelons, suivant l'usage, les connexions anatomiques du maxillaire supérieur :

Cet os est relié au reste de la face par trois points

(1) Pour faciliter la lecture de ce chapitre, nous reproduisons à la fin de cette thèse, d'après les traités classiques, les procédés de résection le plus fréquemment employés. Nous devons cette planche autographique à l'amitié de notre collègue J. Clair.

principaux: 1° par son apophyse montante avec le frontal, l'os unguis et l'ethmoïde; 2° par l'apophyse malaire avec l'os du même nom; 3° par sa portion palatine avec l'os maxillaire du côté opposé et avec l'os palatin. Il existe encore un point de contact en arrière avec l'apophyse ptérygoïde et l'os palatin, mais la disjonction de ces parties n'est jamais une difficulté de l'opération. L'artère principale de la région est la maxillaire interne, qui est située dans la fente ptérygo-maxillaire, d'où elle envoie plusieurs branches qui sont déchirées pendant l'opération.

Le nerf sous-orbitaire, après avoir parcouru la gouttière du même nom dans l'épaisseur de la paroi supérieure du sinus maxillaire, sort par le trou sous-orbitaire.

Procédé de Gensoul. (1) — 1° Incision tombant du grand angle de l'œil sur la lèvre au niveau de la canine; 2° Incision horizontale partant de l'extrémité inférieure de la première et s'arrêtant à cinq lignes de l'angle externe de l'orbite; 3° Incision verticale partant de l'extrémité postérieure de la seconde pour tomber en arrière du petit angle de l'orbite. On a ainsi un lambeau carré à base supérieure. Quand l'os est mis à nu, on pratique à l'aide du ciseau et du maillet la section de l'arcade orbitaire externe, près de la suture qui unit l'os malaire à l'apophyse orbitaire externe du frontal, puis on coupe l'apophyse zygomatique de l'os

(1) Dans la description de ces procédés, nous avons fait plusieurs emprunts aux traités classiques de médecine opératoire, notamment ceux de Malgaigne et de A. Guérin.

malaire. On attaque ensuite l'attache interne et supérieure : pour cela on applique un ciseau très-large au-dessous de l'angle interne de l'œil et on lui fait traverser la partie inférieure de l'os unguis et de la face orbitaire de l'ethmoïde. L'apophyse montante est séparée de la même manière de l'os du nez qui lui correspond : alors on détache avec un bistouri toutes les parties molles qui unissent l'aile du nez à la mâchoire supérieure. On arrache la première dent incisive de l'os qu'on veut enlever, et glissant entre les deux maxillaires un ciseau, non pas directement d'avant en arrière, mais par la bouche, et en dédolant on opère très-aisément et très-promptement la diduction des deux os. Enfin, pour détruire les adhérences à l'apophyse ptérygoïde et couper avant tout le nerf maxillaire supérieur, on porte le ciseau à plat entre les parties molles et le plancher de l'orbite ; puis on le fait pénétrer obliquement de haut en bas et d'avant en arrière dans ce plancher, assez loin pour que le nerf soit complétement divisé, et que l'instrument trouve un point d'appui pour faire basculer l'os maxillaire dans la bouche. Il ne reste plus dès lors qu'à diviser avec des ciseaux courbes, soit avec le bistouri, toutes les parties molles qui tiennent encore à l'os, et spécialement les attaches du voile du palais à l'os palatin, de manière à laisser la portion molle de ce voile tendue entre l'apophyse ptérygoïde et l'autre côté de la bouche. Il est rare qu'on soit obligé de lier une ou au plus deux petites artérioles.

La cavité résultant de l'opération est formée en dedans par la cloison des fosses nasales ; en dehors par le tissu cellulo-adipeux de la joue; en haut par le muscle droit inférieur de l'œil et le tissu adipeux de l'orbite; en arrière on aperçoit l'arrière gorge par-dessus le voile du palais. Avec le maxillaire on a enlevé une partie du malaire, de l'unguis, du palatin et le cornet inférieur. Pour le pansement, on ne s'occupe pas de cette cavité intérieure; on réunit le lambeau par la suture entortillée.

Procédé de Velpeau. — Incision unique partant de la commissure labiale pour se rendre vers le milieu de l'os malaire, entre l'angle orbitaire externe et le pavillon de l'oreille. Cette incision décrit une courbe au devant du canal de Sténon qui n'est pas blessé. Ensuite on dissèque et l'on relève le lambeau supérieur en sectionnant le nerf sous-orbitaire. On détache la narine de la branche montante du maxillaire; on traverse avec un trocart la paroi interne de l'orbite, et une scie à chaîne ayant été passée par cette voie, on fait la section de l'apophyse montante. L'œil ainsi que l'aponévrose orbitaire étant écartés, avec précaution, du plancher de l'orbite, une scie à chaîne est introduite à l'aide d'une aiguille de Cooper dans la fente sphéno-maxillaire; on divise ainsi l'apophyse malaire. L'os ne tient plus alors que par sa partie horizontale qu'on peut couper dans le sens antéro-postérieur avec la scie à chaîne ou avec la pince de Liston. Avant de couper l'os, il faut, avec le bistouri, diviser la membrane fibro-muqueuse qui tapisse la face buccale. Quand le voile du palais n'est pas malade, une incision transversale le sépare du maxillaire supérieur. Saisissant l'os avec une forte pince, le chirurgien le fait basculer de haut en bas et d'arrière en avant. Dans ce mouvement, le sommet de l'apophyse ptérygoïde qui adhère au maxillaire est fracturé, et rien ne s'oppose plus à l'extirpation de ce dernier os.

Procédé de Lisfranc. — 1° Incision partant de la commissure labiale et finissant directement au niveau de l'angle orbitaire externe du coronal; elle évite le canal de Sténon ; 2° Incision partant de la partie médiane du bord libre de la lèvre supérieure, tombant dans la narine, contournant ensuite l'aile du nez et remontant parallèlement à l'axe de la face jusqu'à une ligne ou deux au-dessus de l'apophyse montante du maxillaire supérieur. Ce procédé donne un vaste lambeau quadrangulaire à base supérieure.

Procédé de Syme. — Syme pratique sur la joue une incision cruciale, dont l'un des angles part de la commissure labiale du côté malade.

Procédé d'Heyfelder ou de Deffenbach. — Incision commençant à la racine du nez, passant par le milieu de cet organe et divisant le milieu de la lèvre supérieure. Une seconde incision transversale très-courte va du commencement de la première à l'angle interne de l'œil.

Procédé de Chassaignac. — Chassaignac a ajouté au procédé d'Heyfelder une incision horizontale le long du bord orbitaire.

Procédé de Fergusson. — Ce chirurgien a pu faire

l'ablation du maxillaire supérieur au moyen d'une seule incision médiane de la lèvre supérieure.

PROCÉDÉ DE NÉLATON. — L'incision verticale de la lèvre est continuée en haut en s'inclinant transversalement au-dessous du rebord orbitaire.

PROCÉDÉ DE LANGENBECK. — Incision courbe à convexité inférieure, partant du grand angle de l'œil, descendant jusqu'au niveau de l'aile du nez et remontant vers l'os malaire, mais sans toucher le bord rouge de la lèvre.

Nous venons d'exposer succinctement les procédés de résections de la mâchoire les plus connus ; nous n'avons décrit en détail que les opérations de Gensoul et de Velpeau, les autres ne s'en écartant que par le siége des incisions.

Depuis Gensoul on a abandonné de plus en plus la gouge et le maillet pour la section des parties osseuses, en se fondant sur les ébranlements douloureux qu'ils impriment au cerveau. Cependant, de toutes les complications qu'on a signalées à la suite de cette opération, on ne trouve pas de lésions cérébrales. Les faits semblent justifier le mot de Gensoul : « La face n'envoie pas de députés au cerveau. » Les pinces de Colombat ou de Liston, la scie à chaîne ou la scie à main qui ont remplacé la gouge, ne sont peut-être pas exemptes d'inconvénients : les pinces sectionnent quelquefois les os avec éclats, et dans beaucoup de circonstances, l'introduction de la scie à chaîne est une difficulté de l'opération.

L'hémorrhagie est rarement un des dangers de l'opération. Sur près de 400 cas rassemblés par Heyfelder (1), il n'en est que six où l'on ait mentionné une hémorrhagie un peu considérable.

L'ablation du maxillaire supérieur, quelqu'émouvante qu'elle puisse paraître, dans son exécution, n'a cependant qu'une gravité relative. Les sept opérés de Gensoul ont guéri. Diffenbach sur cinquante-deux cas de résection *plus ou moins étendue* n'a pas perdu un seul malade. L'auteur de l'article du *Dictionnaire encyclopédique des sciences médicales* (2) fait remarquer, avec raison, que la gravité est en raison directe de l'étendue de l'opération. Il rappelle, à ce propos, la statistique de O. Heyfelder *(Die résection*, Berlin, 1857) :

112 résections totales : 26 insuccès.
9 résections des deux mâchoires : 4 morts.
127 résections partielles : 36 insuccès et celle de Langenbeck.
20 résections totales, dont deux fois les deux mâchoires simultanément : 10 morts.
28 résections partielles : 1 cas de mort.

Les causes de mort signalées sont l'infection purulente, l'érysipèle, l'adynamie, puis des complications intercurrentes, pleurésie, pneumonie, etc.

Ici doivent trouver place deux modifications importantes, qui peuvent s'appliquer à tous les procédés, pourvu, toutefois, que l'intégrité des tissus permette leur exécution.

La première modification consiste dans la conservation de la muqueuse palatine, qui est disséquée à la

(1) *Traité des résections*. Trad. Bœckel, in-8°, 1868.
(2) M. Guyon.

suite d'une incision longeant le bord gengival; après l'extirpation de l'os, on réunit le lambeau palatin fibro-muqueux à la muqueuse de la joue. La séparation des cavités buccale et nasale se trouve ainsi rétablie, ce qui est très-important pour la conservation des fonctions de la voix et de la déglutition. L'idée de ce perfectionnement est due à Larghi (1). Nous rapportons au chapitre des faits cliniques une observation où la conservation de la muqueuse palatine eut un rôle fatal : les points de suture s'étant rompus, le lambeau vint s'appliquer sur l'ouverture épiglottique, ce qui détermina la mort par asphyxie.

Lesecond point est la conservation du périoste, que M. Ollier a le premier mise en pratique. Il adopte pour cela l'incision de Velpeau. Dans le cas présent, la conservation du périoste est moins facile, et donne des résultats moins complets que pour les autres parties du squelette. En effet, la décortication ne peut se faire qu'à la partie antérieure de l'os et sur la voûte palatine; elle est impossible dans l'intérieur du sinus. M. Ollier cite des cas de régénération ostéo-fibreuse après l'ablation de l'os. Par les autres procédés, l'anfractuosité n'est comblée en partie que par du tissu fibreux.

Les indications de ce procédé sont formulées de la manière suivante par M. Ollier :

« Les cas dans lesquels on aura à pratiquer une véritable opération sous-périostée, sont au nombre de deux : l'ablation de cet os comme opération prélimi-

(1) Larghi, *Operazioni sottoperioste e sottocassulari*, 1853.

naire pour aller à la recherche d un polype naso-pharyngien; et en second lieu, l'ablation de cet os atteint d'ostéite (1). »

EXAMEN CRITIQUE DE CES PROCÉDÉS

Au point de vue des incisions tégumentaires, on peut diviser les procédés en deux classes : procédés avec incision unique; — procédés avec incisions multiples. Cette division, que nous trouvons reproduite dans quelques traités, n'a qu'une valeur secondaire. C'est moins l'étendue des incisions que leur siége qui a une influence sur le résultat final.

C'est ce que feront ressortir les objections faites à chacun des procédés que nous avons décrits, et que nous allons résumer.

Les incisions de Gensoul laissent des cicatrices disgracieuses, exposent à une fistule salivaire par la section du canal de Sténon, et à une paralysie faciale. Leur principal avantage est d'ouvrir une large voie pour l'extirpation de la tumeur. On peut se convaincre de la réalité des objections faites à ce procédé en consultant l'atlas même de Gensoul : dans la seconde planche par exemple, la suture interne est mal réunie, le lambeau nasal est plus saillant, la lèvre supérieure est fortement tirée en haut, la suture jugo-malaire laisse une cicatrice hypertrophique dans sa partie la plus déclive. La quatrième figure présente les mêmes défauts; de plus la joue paraît tombante.

(1) Ollier, *Traité de la Régénération des os*, t. II, 1867.

Le procédé de Velpeau est insuffisant quand il faut enlever l'apophyse montante et la portion interne du plancher de l'orbite. L'unique incision de Velpeau, dit Michaux (1), n'a qu'un inconvénient, c'est que toutes les parties de la face situées en dedans de son trajet restent ordinairement paralysées et infiltrées, c'est du moins ce que j'ai observé sur quatre de mes opérés. Cette remarque avait été faite par Diffenbach.

L'incision cruciale employée par Syme expose trop à la lésion du conduit de Sténon et ne met pas plus sûrement à nu les parties qu'on veut enlever (2).

Diffenbach par sa section des téguments sur la ligne médiane prévient la paralysie faciale. Mais, dit M. Diday (3), j'ai beaucoup de peine à croire qu'un pareil procédé s'acclimate chez nous, car outre ses difficultés et la possibilité d'arriver au même résultat par une voie plus simple, ne faut-il pas au moins laisser au malade stigmatisé par une cicatrice, l'espoir d'un profil sans difformité ? Enfin, par ce procédé on n'obtient pas toujours la réunion de la plaie à l'angle interne de l'œil, surtout quand la peau est amincie ; une ouverture fistuleuse à ce niveau en est souvent la conséquence. Sur un de ses malades Diffenbach eut un ectropion persistant.

Le procédé de Chassaignac est passible des mêmes objections ; il expose de plus à une ectropion de la pau-

(1) *Bulletin de l'Académie royale de médecine de Belgique*, t. XII, 1852-53.

(2) Velpeau, *Médecine opératoire*, t. II.

(3) Diday. *Des maladies des os de la face et des opérations qu'elles peuvent nécessiter*. Thèse d'agrégation. Paris, 1839.

pière inférieure, qui devient le point d'attache du lambeau génien.

Le procédé de Fergusson est d'une exécution difficile et ne trouve que des applications restreintes.

L'incision de Nélaton est habilement dissimulée dans les sillons naturels et à ce point de vue nous paraît supérieure aux autres. Elle fait d'ailleurs partie intégrante du procédé de Lisfranc, moins la section transversale au-dessous de la paupière inférieure. L'idée en avait déjà été émise dans la thèse de Diday (1). Quoiqu'il en soit, à part la cicatrice qui est moins apparente, elle a les mêmes conséquences que le procédé de Chassaignac.

Dans le procédé de Langenbeck, le pont de la lèvre gêne l'opérateur; la cicatrice n'est pas moins visible, ni moins grave dans ses conséquences qu'avec le procédé de Velpeau.

Nous n'avons rien dit à dessein du procédé de Lisfranc, qui a les défauts des incisions interne et externe puisqu'il les comprend toutes les deux.

Le choix d'un procédé n'est d'ailleurs pas toujours laissé à l'arbitre du chirurgien. Il est évident qu'une tumeur dont le plus grand développement se trouve vers l'angle interne de l'œil ne comporte pas l'incision de Velpeau et réciproquement. Enfin, nous adoptons pleinement à ce propos les conclusions que Berthier a placées dans sa thèse (1).

« Il est un facteur, dit-il, que l'on a trop négligé

(1) *Loc. cit.* p. 68.
(1) Montpellier, 1872.

pour la solution de ce problème, je veux parler des différences individuelles.

« Dans le but d'élucider cette question, nous avons mesuré la face sur un certain nombre de sujets, quatre-vingt-dix environ. Nos mensurations ont porté sur les quatre lignes suivantes : 1° de l'apophyse orbitaire externe à l'angle interne de l'œil ; 2° du grand angle de l'œil au milieu du bord libre de la lèvre supérieure ; 3° de ce dernier point à la commissure labiale ; 4° de la commissure labiale à l'apophyse orbitaire externe. Nous avons été frappé de la variété des chiffres que nous avons ainsi obtenus. C'est alors qu'il nous est venu à l'idée de construire avec ces lignes des quadrilatères ; et après les avoir découpés, nous avons cherché à les superposer. Nous avons pu voir, en agissant ainsi, que leur plus grande dimension était tantôt transversale, tantôt verticale. Il n'est donc pas étonnant que des lambeaux si dissemblables ne donnent pas le même jour, ne permettent pas les mêmes opérations. Aussi croyons-nous que désormais, avant de pratiquer l'ablation de la mâchoire, on fera bien de mesurer la face et de tenir compte de cette dernière donnée pour le choix d'un procédé. »

Nous avons, jusqu'à présent, négligé de nous appesantir sur un point de l'opération qui est commun à tous les procédés, nous voulons parler de la section du nerf sous-orbitaire. Les auteurs ne se sont jamais donné la peine d'examiner quelle pouvait en être la conséquence ; ils mettent même une certaine vanité à le sectionner rapidement et profondément. Ce n'est pas, selon nous, la pensée d'éviter momentanément quelques douleurs au patient qui les guide, car depuis l'emploi de l'anesthésie, ces mots d'A. Paré ne sont plus vrais : « C'est épargner la vie des hommes que de leur épargner la douleur. »

Il faut plutôt en chercher la cause dans l'impossibilité de conserver ce nerf avec les procédés connus. Si une insensibilité limitée de la face était la seule conséquence de cette destruction nerveuse, on pourrait ne pas s'en préoccuper. Mais en est-il ainsi? Les appréciations que l'on porte sur tel ou tel procédé ne visent généralement que les résultats immédiats : alors la conservation de la forme, le peu d'apparence de la cicatrice sont seuls en question. Pour avoir tous les termes du problème, il faudrait une étude détaillée des malades au bout de plusieurs mois, de plusieurs années. Nous devons reconnaître que les éléments de cette étude font défaut. Ce que l'on trouve dans les auteurs à ce sujet se réduit à très-peu de chose; les malades sont surtout examinés au point de vue de la forme de la face, de la non récidive de la tumeur, etc. Or, voici ce que M. Létiévant constata chez un malade de 51 ans, huit mois après la résection du maxillaire supérieur droit pour une tumeur épithéliomateuse :

1° Comme mobilité : la lèvre supérieure à droite ne pouvait s'élever activement; les muscles élévateur propre, élévateur commun, canin, paraissaient sans action sur elle; ce côté de la bouche se fermait sans force; le malade ne pouvait y produire des vibrations sonores, ni souffler avec précision la flamme d'une bougie. L'électrisation, à travers la peau, des muscles élévateurs et canin, ne donnait lieu à aucune contraction. L'électrisation directe de leurs fibres à l'aide d'aiguilles fines enfoncées dans leur épaisseur n'y déterminait que des trépidations insignifiantes ;

2° Comme sensibilité : les impressions légères de température n'étaient pas perçues dans le département du nerf sous-orbitaire ; la piqûre jusqu'au sang y était peu douloureuse. Les deux pointes de l'esthésiomètre, écartées de 17 millimètres, et souvent de 20 millimètres, n'y étaient perçues que comme une seule pointe, tandis que du côté sain l'écart de 13 à 14 millimètres était toujours distingué ;

3° Comme altération de forme, il y avait ectropion de la paupière inférieure droite; la joue était tassée, beaucoup moins haute que celle du côté opposé, ce qui donnait à la physionomie un aspect fort disgracieux. L'hiatus de la voûte palatine était large et long, et les fonctions buccales et nasales altérées.

Ce qui frappait dans ce fait, c'était surtout la paralysie des muscles, qui cependant avaient conservé leur rapport avec leur nerf moteur; car le nerf facial n'avait nullement été atteint. Et pourtant, que donnait l'excitation volontaire transmise par le nerf facial à ces muscles ? Rien. L'excitation galvanique directe de ces muscles ne produisait pas plus d'effet.

Cependant dans cette opération c'est l'incision de Nélaton qui avait été faite, les filets du nerf facial étaient donc restés intacts. Il fallait chercher ailleurs la cause de ces désordres fonctionnels. M. Létiévant a cru la trouver dans la destruction du nerf sous-orbitaire, les idées physiologiques modernes servant de base à son raisonnement ; nous verrons si les faits cliniques lui ont donné gain de cause. Mais pour arriver à la conservation du nerf sous-orbitraire il fallait nécessairement modifier le *modus faciendi* suivi jusqu'à ce jour, créer un procédé nouveau. C'est l'étude de ce procédé et de ses résultats qui sera l'objet du chapitre suivant.

CHAPITRE III

Procédé de résection du maxillaire supérieur avec conservation du nerf sous-orbitaire

— *Procédé de M. Létiévant* (1) —

Premier temps. — Le malade étant anesthésié par l'éther, je pratique une incision de quinze milimètres au-dessous de l'angle interne de l'œil, suivant le sillon génio-nasal, contournant l'aile du nez dans son sillon de séparation avec la joue, gagnant horizontalement, sous la narine, le sillon médian de la lèvre supérieure qu'elle divise ensuite verticalement dans toute son épaisseur à ce niveau. Cette incision contournée a pour but de dissimuler la cicatrice future dans le fond des sillons naturels. La moitié droite de la lèvre supé-

(1) Létiévant. — *De la Résection du maxillaire supérieur avec conservation du nerf sous-orbitaire* (Communication au Congrès de Clermont, 1876. — Modification au procédé de résection de l'os maxillaire supérieur (*Lyon-Médical*, 1877 et Congrès médical international de Genève, 1877).

rieure saisie alors, et portée en dehors, je la sépare rapidement, par dissection, de la face antérieure de l'os maxillaire, tantôt en conservant le périoste, tantôt en évitant de conserver cette membrane suivant l'indication. J'arrête la dissection du lambeau sur le rebord orbitaire, au niveau du canal sous-orbitaire, dès que j'aperçois le nerf sous-orbitaire à la sortie de son canal.

Deuxième temps. — Le lambeau maintenu fortement tiré, je taille sur le rebord orbitaire, à l'aide du ciseau et du maillet, à petits coups, une encochure triangulaire correspondant exactement par son sommet au canal sous-orbitaire à sa terminaison. Ce canal se trouve ainsi ouvert par en haut dans sa partie antérieure. J'achève l'ablation du reste de sa paroi supérieure à l'aide de pinces tout le long du plancher de l'orbite, comme dans mon procédé de névrotomie du nerf sous-orbitaire. Le nerf mis alors à nu au fond de sa gouttière osseuse, il m'est facile de l'en extraire à l'aide d'un crochet. Il vient avec ses vaisseaux satellites s'appliquer à la face profonde du lambeau genien.

Troisième temps. — 1° Sur la lèvre interne de l'encochure faite au rebord orbitaire, je taille, à l'aide du ciseau une aiguille osseuse comprenant ce rebord orbitaire et se continuant avec la base de l'apophyse montante que je sépare ainsi du corps de l'os maxillaire; 2° Je taille de même sur la lèvre externe de l'encochure une deuxième aiguille osseuse comprenant cette fois la portion malaire du rebord orbitraire et se continuant avec le reste de l'os malaire. Puis j'achève la séparation de l'os malaire d'avec l'os maxillaire; 3° Enfin, passant au bord alvéolaire et à la voûte palatine, je détache, à l'aide de la rugine, la muqueuse gingivo-palatine des gencives à la ligne médiane de la voûte et le bord adhérent du voile du palais, si la conservation de ces organes peut en être faite, puis je pratique, toujours à la gouge ou au ciseau, une section suivant le bord droit de la deuxième incisive, allant dans la direction de la ligne de séparation de l'os incisif avec le maxillaire, jusqu'au canal palatin antérieur. Ici, la section osseuse changeant de direction, est conduite en ligne droite en arrière, séparant les deux apophyses palatines jusqu'au bord adhérent du voile du palais. Les trois saillies osseuses que je conserve ainsi (os incisif et les deux saillies osseuses du rebord orbitaire) sont destinées à former un trépied de support au lambeau jugal et à l'empêcher de s'affaisser.

Quatrième temps. — Si la muqueuse palatine trop altérée n'a pu être conservée dans le temps précédent, je fais alors rapidement, à l'aide du bistouri, la section du voile du palais à son bord adhérent, de dedans en dehors, jusqu'au voisinage de l'apophyse ptérygoïde. A ce moment, saisissant le maxillaire à l'aide de pinces dentées, je l'abaisse brusquement, rompant ses adhérences avec l'apophyse ptérygoïde et l'extirpe en lui imprimant un mouvement de torsion. L'os enlevé, le lambeau jugal est rabattu; les trois supports osseux le maintiennent soulevé. Des points de suture entortillée ou à points passés réunissent les lèvres de la plaie dans toute sa longueur.

APPRÉCIATION

Nous avons vu comment M. Létiévant, était arrivé à la conception de son procédé. Or, dans cette opération, il est plusieurs points qui méritent un examen à part ; nous allons y procéder successivement.

L'incision des téguments, telle qu'elle est décrite par M. Létiévant, a été employée depuis longtemps. C'est une des incisions comprises dans le procédé de Lisfranc. D'autres chirurgiens, Nélaton en tête, l'ont adoptée dans la majorité des cas. M. Létiévant l'a limitée supérieurement à la partie supérieure de l'aileron nasal. De cette façon la cicatrice faciale est aussi restreinte que possible, tout en laissant un champ opératoire suffisant.

La conservation du nerf sous-orbitaire est le point capital du procédé. Elle est étayée sur les idées physiologiques que M. Létiévant a reproduites d'après Longet, dans sa communication au Congrès de Clermont, 1876 : « L'irritabilité musculaire est sous la dépendance des nerfs sensitifs (expériences sur la 5e paire); — la section de ces nerfs amène la décoloration des muscles au bout de 6 ou 7 semaines, et après deux mois la dégénérescence des muscles avec la perte de leur contractilité ; — cette influence des nerfs sensitifs tient peut-être à la présence, dans ces nerfs, de fibres grises ou organiques (nous dirions aujourd'hui trophiques) qui s'allient si souvent aux nerfs de sensibilité ; — les nerfs moteurs (facial ou autre) n'ont aucune influence sur la conservation de l'irritabilité musculaire, car plusieurs mois après leur section on trouve encore le muscle coloré, ferme et obéissant aux moindres excitations galvaniques, mécaniques ou chimiques. »

Ainsi, les nerfs moteurs et sensitifs de la face sont solidaires l'un de l'autre pour le maintien de l'intégrité des muscles. Sectionnez le facial, les muscles réduits à l'inaction s'atrophient; sectionnez le maxillaire supérieur, la contractilité, persistante d'abord, disparaîtra dans le muscle atrophié par défaut de nutrition.

Le fait de l'atrophie des muscles et de la diminution de leur contractilité après la destruction du nerf sous-orbitaire, n'est d'ailleurs pas nouveau. Nous trouvons dans le *Traité d'Anatomie chirurgicale,* de Malgaine, de 1838, t. I. p. 440, les lignes suivantes : « Haigton coupa le nerf sous-orbitaire dans un cas de névralgie, et après la cicatrisation de la plaie, en même temps que le sentiment de la lèvre, le mouvement était évidemment diminué..... Une observation de M. Gama est plus remarquable encore. Le tronc du trifacial du côté droit était désorganisé à son origine même; le facial était intact. Or les symptômes étaient les suivants : Les paupières pouvaient couvrir l'œil, mais ne le découvraient qu'imparfaitement; la supérieure était à demi-baissée et rendait impuissant tout effort de la volonté pour la porter en haut. La vue de ce côté était perdue; l'œil avait conservé de la mobilité, la pupille était immobile. La sensibilité de la peau, de la conjonctive, de la pituitaire, de la muqueuse buccale était diminuée ou abolie, et il est à remarquer que le malade distinguait encore si l'on pinçait ou si l'on ne faisait que lui toucher la peau. La bouche était tirée du côté sain; les lèvres, sans action, formaient vers la commissure droite une ouverture irrégulière dont les bords étaient déjetés en dehors; quand le malade parlait, la joue droite se laissait soulever par l'air et ne réagissait pas; les muscles masticateurs étaient aussi paralysés et la mâchoire semblait n'obéir, à droite, qu'à l'impulsion communiquée par ceux du côté gauche; enfin, la langue ne parut avoir perdu ni de sa sensibilité, ni de sa motilité. »

Ces faits donnèrent lieu à une interprétation erronée de la part de l'auteur, qui attribue au nerf sous-orbitaire un pouvoir moteur. Maintenant nous les expliquerions autrement. En effet, depuis les travaux de Magendie, Longet et Cl. Bernard, l'influence des nerfs de la cinquième paire sur la nutrition de la face est aujourd'hui connue.

« Les expériences de Magendie, dit Cl. Bernard (1), apprirent surtout que non-seulement le nerf trijumeau est un nerf sensitif, mais qu'il a encore une influence très-remarquable sur la nutrition de la face et par suite sur les manifestations sensoriales. »

Nous ne saurions rapporter ici les expériences de Cl. Bernard; rappelons les conclusions auxquelles il est arrivé. Après la section du trijumeau (chez le lapin), outre les troubles de sensibilité, des désordres dans la nutrition de la face se sont constamment produits. Ces troubles consistent surtout en gonflement et ulcérations des teguments et des muqueuses de la face,

(1) *Leçon sur la physiologie et la pathologie du système nerveux*, t, II, p. 49, 1858.

ulcérations de la cornée, etc. Les résultats n'étaient pas les mêmes quand la section portait sur le nerf après ou avant son émergement du ganglion de Gasser; dans ce dernier cas les troubles nutritifs ont été plus longs à se produire, ou même ne se sont jamais montrés. C'est donc ce ganglion qui paraît donner au nerf sous-orbitaire sa puissance trophique ; en effet, la destruction du ganglion sphéno-palatin qui est en connexion avec la branche maxillaire supérieure dans la fosse ptérygo-maxillaire, ne détermine aucun phénomène analogue. Si Cl. Bernard ne relate pas de lésions musculaires après la section du trijumeau, c'est qu'il ne leur a pas laissé le temps de se produire, ayant fait l'autopsie de ses sujet en expérience, peu de jours après l'opération. D'ailleurs les expériences de Longet rappelées par M. Létiévant sont là pour combler cette lacune.

Le troisième point important du procédé est la conservation du trépied osseux. Il est la conséquence de l'opération préliminaire que nécessite la conservation du nerf sous-orbitaire. M. Létiévant a le mérite d'avoir érigé en méthode ce point dont plusieurs avaient déjà reconnu l'utilité. Ainsi nous lisons dans Sedillot (1) :

« Si l'altération était limitée on se bornerait à une résection moins étendue. D'après ce principe, MM. Richet et Ollier ont enlevé le maxillaire en conservant l'os malaire. Les opérés ont été montrés à la Société de chirurgie, et ils étaient fort curieux à comparer. M. Richet ayant déclaré qu'il croyait inutile et dangereux de conserver le périoste, tandis que M. Ollier

(1) Sedillot — *Traité de médecine opératoire*, 1865, t. I. p.483.

l'avait détaché avec soin et attribuait la régularité de ses résultats à une lamelle qui ne pouvait être, disait-il, qu'osseuse et qui devait avoir été réformée par le périoste depuis l'os malaire jusque vers l'épine nasale. M. Verneuil fut un des premiers à constater l'incontestable succès de M. Richet. »

Le support malaire conservé dans le procédé de M. Létiévant a surtout pour but de prévenir l'aplatissement latéral de la face et la chute de la joue. L'aiguille orbitaire interne tout en concourant à la conservation des formes permet d'éviter l'abaissement de la paupière et l'ectropion si fréquent avec les anciennes méthodes (voir la planche lithographique).

Les objections que l'on pourrait faire au procédé de M. Létiévant nous paraissent devoir être fort restreintes : d'abord ce procédé ne doit-il pas être rangé dans les résections partielles?

Une telle assertion constituerait, selon nous, une simple querelle de mots, car le maintien du trépied osseux peut s'appliquer dans la majorité des cas où l'on était convenu d'enlever l'os tout entier. C'est donc seulement un pas de plus dans la voie de la conservation. D'ailleurs, dit Heyfelder, l'os enlevé n'est jamais le maxillaire supérieur seul, ni tout le maxillaire.

Une objection plus sérieuse serait le danger de conserver des segments osseux pouvant être le point de départ d'une récidive. Cette question ne peut être tranchée que par les faits. Nous avons vainement cherché, dans les traités d'anatomie pathologique, des renseignements qui puissent nous éclairer sur les parties du maxillaire qui seraient plus ou moins envahies.

Relativement à cette question, Cruveilhier (1) dans son *traité d'anatomie pathologique,* ne dit que quelques mots : « Ainsi je placerai en première lignes les maxillaires supérieur et inférieur, et le supérieur parait en (tumeurs à myéloplaxes) être le plus souvent affecté, surtout dans la partie de cet os qui correspond à la base de l'apophyse montante. En dehors de ce point, tous les auteurs qui ont traité cette question, s'accordent à admettre que c'est le bord alvéolaire des maxillaires qui donne le plus souvent naissance à ces tumeurs. Elles naissent dans le tissu spongieux qui les constitue.»

Dans la thèse de Hamy (*l'os intermaxillaire de l'homme à l'état normal et pathologique*, Paris 1868) nous ne trouvons à glaner que quelques lignes : « Les mâchoires sont le siège de prédilection d'un grand nombre de tumeurs, mixômes, fibrômes, enchroudromes, ostéosmes, etc. Mais ces diverses tumeurs n'offrent, au point de vue de leur siège, rien de spécial à la région incisive. Il faut cependant faire remarquer que si la présence d'un *sinus*, dans l'intérieur du maxillaire, différencie notablement, à l'état physiologique, cette partie creuse des parties pleines qui composent l'extrémité antérieure de cet arc osseux, ce sinus a toute une pathologie à part, qui caractérise la région qu'il occupe, si bien que dans quelques cas on a pu réséquer seulement, de la mâchoire, la portion qui correspond à l'antre d'Higmore en respectant les parties situées en avant de cette cavité. »

Enfin Bertier (1) a noté que « par ordre de fré-

(1) Tome, V. p. 345.
(1) Thèse de Montpellier, 1872.

quence, les points par lesquels les tumeurs rupturent les parois du sinus sont : 1° la fosse canine, 2° le palais, 3° les fosses nasales, 4° l'orbite, 5° la région externe. »

Dans les recherches auxquelles nous nous sommes livré pour cette étude, nous avons constamment trouvé le point incisif indemne, même dans le cas de tumeurs très-volumineuses. Les observations qui sont publiées dans notre thèse, et qui n'ont pas été choisies à ce point de vue, viennent confirmer cette manière de voir. D'ailleurs le développement de l'os incisif par ce point d'ossification complétement distinct, pouvait, dans une certaine mesure, faire prévoir qu'il devait être moins solidaire que le reste de l'os, de tumeurs dont le point de départ est si fréquent dans le sinus maxillaire.

Les aiguilles osseuses, orbitaire interne et malaire, conservées dans le procédé de M. Létiévant, nous paraissent moins favorisées au point de vue de l'envahissement néoplasique, sans que nous puissions dire dans quelles proportions elles demeurent intactes.

Ainsi, le trépied osseux de M. Létiévant ne pourra être exécuté dans tous les cas. Quoiqu'il en soit, le champ qui lui reste à exploiter est encore assez vaste, car les résections dans le cas d'ostéite ou de nécrose, les résections préliminaires pour l'extraction d'un polype pharyngien elles-mêmes, le réclament d'une façon absolue.

Quant à la conservation du nerf sous-orbitaire, elle doit être tentée dans tous les cas. Nous pensons même que sa présence place les tissus dans des conditions meilleures pour échapper à une récidive; nous avons vu, en effet, les lésions de nutrition que détermine la destruction de ce nerf. Toutefois nous n'ignorons pas tout ce que cette idée renferme d'hypothétique et nous ne voudrions pas qu'on lui donnât une portée que nous ne lui reconnaissons pas nous-même. Nous n'ignorons pas, en effet, que l'on a tenté d'arrêter le développement de certaines tumeurs par la section des nerfs qui s'y rendent. Jobert de Lamballe l'a fait pour les cancers de la lèvre supérieure ; le résultat a toujours été négatif.

Relativement à la gravité de ce procédé opératoire, nous n'avons qu'un mot à dire : sur ses six opérés M. Létiévant ne compte pas un décès.

CHAPITRE IV

Faits cliniques. — Conclusions

Nous rapportons ici une première série de faits où les malades ont été opérés suivant les procédés anciens, et une deuxième serie comprenant les malades opérés par le procédé de M. Létiévant. Ces faits ont quelque importance au point de vue du siége et de la marche des tumeurs, et dans une certaine mesure pourront être mis en parallèle.

I. — Procédés anciens

Observation. I. — *Abcès du sinus maxillaire. Résection du maxillaire supérieur. Conservation de la muqueuse palatine. Mort par asphyxie.* (Nous avons été témoin de ce fait que nous résumons d'après les notes de notre collègue, le docteur L. Bard) H-D. de Lyon, Salle Sainte-Anne. *Service de M. le professeur Valette.*

Femme de 35 ans. — Deux mois après une attaque de rhumatisme, douleur au côté gauche de la face, prise pour une névralgie. Coryza très-aigu. Quelque temps après, élimination d'un séquestre par le bord alvéolaire supérieur. Lors de son entrée à l'hôpital : douleur faciale intense, sans points d'élection comme dans la névralgie trifaciale. Ozène. Tuméfaction très-prononcée de la joue gauche. Elimination fréquente de petits séquestres par la bouche. Fistule avec perforation au niveau de la deuxième grosse molaire. En pénétrant avec un stylet dans le sinus, on sent qu'il n'est pas rempli, ce qui élimine l'idée d'un fongus.

13 janvier 1875. Résection de l'os maxillaire supérieur par le procédé de Nélaton. Puis, incision médiane de la muqueuse palatine et incision longeant le bord alvéolaire, jusqu'aux attaches du voile du palais. Après l'ablation, le lambeau palatin est suturé à la joue et sur la ligne médiane.

17 janvier. Les suites de l'opération paraissaient simples. Ce matin à 5 heures, commencement d'asphyxie, mort à 8 heures m. (L'interne de garde n'avait pas été prévenu).

Autopsie : Coupe médiane antéro-postérieure. Les sutures avaient lâché ; on trouve le lambeau de la muqueuse palatine reposant sur l'ouverture du larynx. Congestion des poumons.

Observation II. — Communiqué par M. le professeur Desgranges. — *Ostéo-sarcôme du maxillaire supérieur droit.*

Salle Saint-Louis, n° 61. Jean R..., 58 ans, teinturier, né et domicilié à St-Etienne (Loire), entré le 24 juillet 1854, sorti le 26 septembre 1854.

Tumeur au niveau du maxillaire supérieur droit ayant débuté sans cause appréciable depuis 3 mois. Deux mois après le début le malade reçoit un coup de poing à ce niveau. Depuis lors la tuméfaction fait des progrès rapides ; le malade rejette fréquemment par la narine droite des mucosités sanguinolentes et sanieuses d'une fétidité extrême.

Actuellement, on constate sur la joue droite une tumeur limitée en haut par l'arcade orbitaire, en bas par la fosse canine, en dedans par l'apophyse montante du maxillaire et en dehors par l'arcade zygomatique. Cette tumeur est irrégulièrement dure, bosselée ; elle se prolonge sur le plancher de l'orbite, soulevant l'œil sans le chasser au dehors. Rien à la voûte palatine ; rien au bord alvéolaire de l'os. La peau de la région est violacée, sillonnée d'arborisations fines. Elle glisse mal sur les parties profondes, et à la partie moyenne on aperçoit un petit tubercule blanchâtre. Les paupières sont tuméfiées et rapprochées l'une de l'autre au point d'être complétement fermées. Quelques douleurs lancinantes. Pression à peu près indolore.

16 août 1854. Opération. On taille un lambeau au moyen de deux incisions, dont l'une verticale divise les chairs depuis le grand angle de l'œil jusqu'à la lèvre supérieure en rasant l'aile du nez. Du point supérieur de cette incision, part une seconde qui se rend transversalement jusque sur la pommette. Cette incision passant au-dessous du petit tubercule signalé sur la peau, permet d'en faire l'excision, et sur le bord inférieur de la plaie, auquel il est adhérent. La tumeur est détachée avec la gouge et le maillet ; l'arcade zygomatique est sectionnée avec la pince de Liston. Au bout de quelques manœuvres, la tumeur est ébranlée et se détache. On voit alors à découvert la cavité du sinus dont les parois sont résistantes, sauf la voûte orbitaire, qui est en grande partie détruite, et partout on trouve une couche de tissu dégénéré. Pour détruire avec certitude toutes les parties suspectes, on tapisse les parois de bandelettes de pâte de canquoin portant un fil qui doit rester fixé à l'extérieur. Le canquoin est maintenu en place par des bourdonnets de charpie. Par-dessus, le lambeau est remis en place et réuni par la suture entortillée.

EXAMEN DE LA TUMEUR

Tumeur non enkystée, sans limites précises, bosselée, de consistance assez dure. A la coupe, tissu blanc jaunâtre, assez homogène, donnant à la pression une matière crémeuse demi-liquide. Vascularisation peu marquée au centre, plus prononcée à la périphérie sous forme de picté rougeâtre. Nulle part de lamelles osseuses.

Au microscope, cellules cancéreuses bien caractérisées, de grandeur et de formes diverses.

19 août. — Rougeur, gonflement des deux paupières droites

et de tout le côté droit du visage. La suppuration commence à s'établir dans l'intérieur de la plaie. On enlève les tampons de charpie et le canquoin.

20 août. — Même état. On enlève quelques épingles.

22 août. — Diminution du gonflement et de la rougeur. Toutes les épingles sont enlevées, réunion immédiate sur toute la ligne. Ecoulement muco-purulent par la narine droite. Chémosis toujours très-marqué à la paupière inférieure. On en fait l'excision. Pas de fièvre.

6 septembre. — Le lambeau n'étant pas assez soutenu, les sutures ont été tiraillées, de sorte qu'il s'est produit un enfoncement assez considérable à l'angle de réunion.

10 septembre. — Erysipèle survenu sur la joue droite, et s'étendant à la paupière, au nez. Un point de suture a lâché; application de collodion.

18 septembre. — Le gonflement et la rougeur de la joue droite ont entièrement disparu.

26 septembre. — Le malade sort dans un état très-satisfaisant. L'inflammation locale a disparu. La cicatrisation est complète; un seul point est irrégulier vers l'angle de réunion des lambeaux, où l'on trouve un petit enfoncement. La paupière supérieure présente encore un peu de gonflement, et recouvre un peu l'œil.

Observation III. Communiquée par M. le professeur Desgranges. — *Ostéo-sarcôme du maxillaire supérieur.* — Salle des opérés, n° 25.

Etienne B., 62 ans, cultivateur, domicilié à Saint-Pierre (Isère).

Entré le 14 juillet 1859, sorti le 7 août.

Tumeur ayant débuté depuis trois mois, occupant la moitié gauche de la face, très-apparente au niveau de la région sous-orbitaire, s'arrêtant au niveau de la fosse canine. La tumeur proémine dans la narine correspondante, la cloison est déviée à droite. La région palatine gauche fait une saillie très-prononcée dans la cavité buccale. La tubérosité maxillaire paraît respectée. La tumeur s'étend en haut et en dedans. Exorbitis considérable,

Les téguments de la face sont sains, sauf à la région sous-orbitaire, où la peau est rouge et légèrement enflammée.

6 juillet 1859. — Opération.

Anesthésie incomplète par l'éther. Incision au-dessous du grand angle de l'œil, longeant le nez et tombant sur la lèvre supérieure. Seconde incision, depuis la limite supérieure de la première jusqu'à l'arcade zygomatique. Cette incision permet d'enlever la partie de la peau qui paraît suspecte à la région sous-orbitaire. On dissèque le lambeau, qui est assez mince à sa partie supérieure, et on le rejette en dehors. On sectionne, à peu près, les insertions masséterines dans leur quart antérieur, et avec une pince de Liston, on fait sauter l'apophyse zygomatique. On resèque de la même manière l'apophyse montante du maxillaire jusqu'au niveau de l'apophyse palatine antérieure, qui cède à la pince de Liston.

On enfonce alors une gouge entre l'œil et la paroi orbitaire inférieure, et par un violent effort on abaisse l'os malade, qui cède facilement, grâce à son peu de consistance. Le reste de la tumeur est facilement énuclé. On a alors une vaste excavation s'étendant en arrière jusque dans la fosse ptérygo-maxillaire, en dehors limitée par le reste des insertions masséterines, en dedans par la cloison nasale elle-même, en haut par l'aponévrose orbitaire.

Pas de ligatures. Torsion de la coronaire labiale supérieure. Tampons de perchlorure de fer dans la plaie. Réunion du lambeau cutané par la suture entortillée. A la fin de l'opération, syncope dont le malade revient avec quelque peine.

La pièce pathologique présente les particularités suivantes : Le rebord alvéolaire supportant les incisives est conservé ; les alvéoles des incisives sont intactes ; celle de la canine est érodée dans sa partie postérieure. Les molaires sont contenues dans la tumeur elle-même, sans support osseux, sans filet nerveux ni vasculaire. En haut il ne reste de la portion orbitaire qu'un vestige osseux dans la partie la plus reculée. En dedans nous voyons le tissu osseux reparaître pour constituer l'apophyse montante et descendre en bas, toujours en dedans, pour se continuer avec la portion alvéolaire restée saine. — En dehors il reste les parties voisines de l'os malaire qui est intact. En dedans la muqueuse nasale délimite la tumeur, mais il ne reste rien de la charpente osseuse qui constitue le côté externe de cette cavité.

La consistance de la tumeur est variable; dure, fibroïde à la partie inférieure, elle devient pulpeuse en haut et est constituée en grande partie par des fongosités.

Microscope (1). 1° Amas de myéloplaxes. 2° Cellules à noyaux semblables à ceux des myéloplaxes, et médulocèles. 3° Matière granuleuse et amas de noyaux (portion du sinus). 4° Myéloplaxes (portion de l'os altéré à sa partie antérieure). 5° Tissu fibreux infiltré de noyaux au niveau de la peau,

Les suites de l'opération ont été simples. Le 24 juillet ablation de tous les points de suture. Réunion complète sur toute la ligne.

7 *août* — Le malade sort dans un état de guérison à peu près achevé. La cicatrisation des sutures s'est faite si régulièrement qu'à peine distingue-t-on la trace des incisions surtout pour l'incision verticale. L'œdème palpébral a à peu près disparu, mais l'ectropion est persistant encore. Le malade s'habitue à sa perte de substance; elle est du reste bien atténuée par le bourgeonnement de la plaie. Etat général excellent.

Observation IV. Communiquée par M. le professeur Desgranges. — *Ostéo sarcôme du maxillaire supérieur.* — Salle Saint-Louis, n° 104, *service de M. Desgranges.*

Michel V., 45 ans, maçon, né à Saint-Jacques d'Auber (Puy-de-Dôme), entré le 16 décembre 1861, sorti le 14 février 1862.

Il y a 13 ans, une tumeur du volume d'une noisette se développa au niveau du maxillaire supérieur. Le malade entra à l'Hôtel-Dieu où il fut opéré environ trois ans après l'origine de la tumeur. Un an après, récidive. Depuis lors, la tumeur a augmenté graduellement et a acquis un volume considérable.

Actuellement on remarque sur le côté gauche de la face une tumeur dont le diamètre horizontal mesure $0^{m},12$ et le diamètre

(1) A propos de l'examen histologique, soulignons la date de ces observations.

vertical 0^m,09. Les limites sont : en haut, le bord inférieur de l'orbite; en arrière la partie postérieure de l'os malaire; en bas le bord supérieur du maxillaire inférieur; en dedans et en avant l'aile du nez; elle s'engage sous la lèvre supérieure et vient s'arrêter au point de suture des deux maxillaires. Le nez est un peu rejeté à droite. En haut la paupière inférieure est fortement relevée et ferme l'œil à moitié. La bouche dans sa moitié gauche est fortement agrandie, tirée en bas.

Cette tumeur est très-dure, indolente, arrondie, sans bosselures, du volume d'une grosse pomme. Vers le tiers postérieur de la tumeur se trouve une petite fistule faisant communiquer l'intérieur de la plaie avec l'air extérieur, et donnant issue à du pus. La peau est distendue, lisse, rouge, enflammée au niveau de la fistule. A l'extérieur la tumeur descend jusque vers le maxillaire inférieur, sans y adhérer. Les mouvements du maxillaire inférieur sont gênés; mastication difficile.

24 *décembre* 1861. — Opération : Incision curviligne partant de la partie moyenne de la région temporale et descendant jusqu'au niveau de la commissure labiale. Dissection du lambeau. Section à l'aide du ciseau, de la voûte palatine. Résection à l'aide des pinces de Liston de l'apophyse montante du maxillaire, de l'apophyse zygomatique et de l'apophyse orbitaire. Quand on va pour introduire le ciseau sur la paroi inférieure de l'orbite, la tumeur tombe en morceaux. On en enlève du premier coup la plus grande partie et l'on va chercher le reste dans les anfractuosités osseuses voisines. On a alors un vaste hiatus limité en dedans par la cloison, en arrière par les apophyses ptérygoïdes et le pharynx, et faisant communiquer la fosse nasale gauche avec la cavité buccale. Pas de ligature; dix points de suture entortillée; tampons de perchlorure; pansement cératé.

Anatomie pathologique: La tumeur occupe presque toute l'étendue du maxillaire supérieur. On ne trouve plus de cet os que les parties les plus éloignées du centre, telles que l'apophyse montante, la partie la plus interne de l'apophyse palatine, le rebord alvéolaire, le niveau des incisives, des premières et des deux dernières molaires. La tubérosité maxillaire est presque totalement détruite : Le plancher de l'orbite n'existe que dans sa partie la plus reculée ; aussi, en avant la tumeur a-t-elle contracté des adhérences avec la peau de la joue. C'est à ce niveau que nous avons noté un trajet fistuleux, et c'est à une certaine distance de ce même trajet que l'on voit des tissus sous-cutanés être séparés des tissus pathologiques par une enveloppe fibreuse.

La tumeur est formée : 1° par un corps noirâtre irrégulier, spongieux, entouré de tous les côtés par des tissus en suppuration rejetant par la fistule un pus fétide. 2° En dehors de ce corps une masse de tissu morbide a détruit et remplacé le corps du maxillaire. Ces tissus sont entourés en avant par une membrane fibreuse incomplète, à travers laquelle passe un grand nombre de vaisseaux nourriciers. Ces tissus ont une consistance homogène ; ils sont fibroïdes, lardacés, entremêlés de quelques aiguilles osseuses provenant de nouvelle formation ; leur coloration varie toujours du rouge au blanc grisâtre. Enfin, au voisinage de la portion qui suppure, on trouve une couche assez épaisse d'un tissu rouge mou, pulpeux, se confondant avec les fongosités et offrant tous les caractères intérieurs du tissu fibro-plastique mou. La vascularisation est assez prononcée ; la pression fait écouler un suc limpide.

Microscope : 1° grandes cellules irrégulières à très-gros noyaux, ressemblant beaucoup à des myéloplaxes déformés ; 2° noyaux et corps fusiformes fibro-plastiques ; 3° tissu fibreux ; 4° noyaux libres volumineux, à granulations très-prononcées.

25 *décembre*. — Gonflement très-intense de la joue gauche. Douleurs vives dans l'orbite. Respiration facile. Déglutition douloureuse.

27 *décembre*. — On enlève les épingles de la partie supérieure. Le gonflement persiste, l'œil est entièrement fermé. Un peu d'œdème des deux paupières, un peu de fièvre.

28 *décembre*. — On enlève les tampons. Affaissement considérable de la joue.

3 *janvier*. — Plaie cicatrisée dans ses deux tiers supérieurs. Le malade parle difficilement. Les aliments sortent tous par les fosses nasales. Les dernières épingles ont été enlevées il y a trois jours.

10 *janvier*. — Gonflement intense de la commissure labiale gauche; bouche fortement tirée en haut. Œdème assez marqué de la paupière inférieure. Etat général bon.

14 *février*. — Exeat. Œdème assez considérable de la paupière inférieure gauche. Tracé de la cicatrice parcourant tout le côté gauche de la face. Bouche déviée en haut. Les aliments passent toujours par les fosses nasales. La déglutition n'est pas douloureuse, mais le malade éprouve de la difficulté à manger et à parler. Le doigt introduit dans la bouche pénètre dans une cavité assez large où logeait primitivement le maxillaire. Etat général satisfaisant.

Observation V. — Communiquée par M. le professeur Desgranges. — Salle Sainte-Marthe, n° 6.

Emilie M. 35 ans, journalière, née à le Borel (Drôme). Entrée le 2 août 1862. Sortie le 9 septembre 1862.

Début de la tumeur il y a 16 mois par une saillie au niveau de la fosse canine droite. Les dents de la moitié droite de l'arcade alvéolaire supérieure sont tombées les unes après les autres peu après le début. Actuellement: La bouche étant fermée, la joue droite paraît soulevée depuis la région malaire jusqu'à la lèvre supérieure, qui est projetée en avant dans sa moitié droite et a subi une déviation assez prononcée dans le même sens. La fosse canine est remplacée par une tumeur dure, volumineuse, non fluctuante, sur laquelle la peau de la région glisse avec facilité. Cette tumeur fait également saillie dans l'angle naso-maxillaire. La malade ouvre difficilement la bouche et l'écartement des mâchoires ne dépasse pas deux centimètres, par suite la cavité buccale peut être difficilement explorée On constate toutefois qu'elle est remplie dans sa presque totalité par des masses charnues anfractueuses, mamelonnées, qui paraissent implantées sur la moitié droite de la voûte palatine, et s'avancent en arrière jusqu'aux régions amygdalienne et pharyngienne supérieures en soulevant le voile du palais. Derrière la lèvre supérieure, se voient aussi de ces masses charnues, sécrétant un ichor fétide. La cavité nasale droite est envahie par le néoplasme ; le passage de l'air n'a plus lieu de ce côté. La déglutition n'est pas sensiblement gênée. La malade, quoique affaiblie, jouit néanmoins de l'intégrité de ses fonctions.

8 août 1862 — Opération : Anesthésie à l'éther. Deux incisions : l'une en arc de cercle qui part de l'os malaire et aboutit au point où l'apophyse montante rencontre le bord orbitaire ; l'autre qui part de la commissure labiale droite et se réunit à la précédente au niveau de son extrémité interne. — Dissection des lambeaux. Ablation de l'os dégénéré y compris le malaire. Le tissu pathologique s'enfonce profondément dans la région ptérygo-maxillaire et ne peut être enlevé en totalité. On réunit les lambeaux par 11 points de suture entortillée et 9 points de suture verticale. De nombreux tampons de perchlorure de fer sont déposés dans la plaie.

Examen macroscopique : tumeur s'étendant plus loin qu'on ne pouvait le supposer. Partie du sinus maxillaire, elle a dévoré la plus grande partie de l'os, s'est insinuée dans le pharynx, dans la fosse nasale correspondante et dans la cavité buccale. La paroi interne du sinus maxillaire n'existe plus ; une partie de la paroi orbitaire est détruite. La tubérosité malaire semble elle-même attaquée. En avant les tissus font saillie dans la joue, et il n'existe du rebord alvéolaire correspondant que la portion qui soutient les incisives. Toute cette masse est constituée par des fongosités qui vont jusqu'aux apophyses ptérygoïdes et au masséter.

Ces fongosités, qui offrent des anfractuosités très-irrégulières et qui ont poussé dans tous les sens, ne sont pas enveloppées par une membrane propre. Une sorte de trame fibroïde les relie les unes aux autres, et en forme des masses bourgeonnantes de volume variable. Cette substance fibroïde supporte une matière blanche ou rose, pulpeuse, qu'on écrase facilement. Pas de suc à la pression. Seulement, la surface libre de ces fongosités donne une sérosité purulente d'une fétidité extrême.

Micrographie. — 1° Une grande quantité de cellules qu'on peut rattacher par leur forme aux éléments du tissu conjonctif.

Seulement, leur volume est énorme, leurs noyaux sont volumineux, et les granulations qui y sont renfermées sont excessivement nombreuses; 2° Cellules arrondies granuleuses, dont les noyaux présentent une hypertrophie considérable; 3° des conduits excréteurs isolés, déchirés, renfermant une couche épithéliale, dont les éléments sont moins volumineux et moins altérés que ceux déjà décrits.

9 août. — Douleurs vives. Prostration. Peu de fièvre. A un peu dormi.

10 août. — La malade fait comprendre par signes que l'œil droit est le siége de vives douleurs. Pouls fébrile. On constate une conjonctivite intense. La paupière inférieure forme un bourrelet au-dessus de la dépression produite par l'ablation du maxillaire. On enlève les tampons, à l'exception d'un seul, dans la partie la plus profonde de l'hiatus.

11 août. — Nuit bonne. Le lambeau cutané, compris entre les deux sutures, est envahi par une rougeur érysipélateuse. On promène à sa surface un crayon de nitrate d'argent. On enlève 2 épingles à la suture supérieure, 3 à l'inférieure.

12 août. — On enlève tous les autres points de suture. La réunion a lieu au niveau de la suture supérieure. La suture inférieure présente un léger écartement de ses bords, dans sa partie la plus élevée. C'est le seul point où la réunion n'a pas lieu; le commencement d'érysipèle a cédé au nitrate d'argent.

13 août. — On enlève le dernier tampon. Suppuration au niveau du point où la suture a manqué. Etat général bon.

16 août. — Les parties profondes se recouvrent de bourgeons exubérants, qui vont à la rencontre de bourgeons nés sur la face interne de la joue.

25 août. — La petite plaie, résultant de l'écartement des bords de la suture verticale à la partie supérieure, s'est recouverte d'une croûte jaunâtre, assez épaisse. Le lambeau cutané a contracté des adhérences assez étendues avec les bourgeons, qui comblent l'hiatus laissé par l'ablation de l'os. Du côté de l'œil existe encore une conjonctivite assez intense.

30 août. — La cicatrisation au niveau des sutures est complète. L'état général est caractérisé par une grande faiblesse. Vin, potages.

9 septembre. — A la sortie, on constate l'état suivant : le tissu cicatriciel a comblé en grande partie l'anfractuosité formée par l'ablation du maxillaire. On sent ce tissu adhérent à la partie interne de la joue. Celle-ci est aplatie, déprimée, et présente deux plis longitudinaux. La paupière inférieure forme un bourrelet saillant, qui fait paraître plus profonde la dépression de la joue. Encore un peu de conjonctivite. La malade ne peut écarter les mâchoires que dans une faible étendue. La mastication est très-difficile. Etat général assez bon, quoique affaibli.

OBSERVATION VI (communiquée par notre collègue, G. MONDAN. — Hôtel-Dieu de Lyon, salle Saint-Philippe, n° 24. *Service de M. le professeur Desgranges, suppléé par M. Aubert, agrégé.*

Prosper J..., 43 ans, cultivateur, entré le 14 juin 1878, sorti le 3 juillet 1878.

Bonne santé ordinaire. Dents mauvaises. Il y a 12 ans, il s'en fit arracher trois. Depuis lors, a souffert quelquefois, mais n'a jamais vu de dentiste. N'a jamais rien eu du côté des fosses nasales. Dit boire *sec*, mais s'enivre rarement.

Début il y a trois mois, par des maux de dents peu violents ; ils siégeaient à gauche et en haut où se trouvaient des racines de dents brisées depuis longtemps. Il ne s'aperçoit de rien extérieurement, mais sent un embarras dans la bouche et peu à peu la fosse nasale gauche se prend par sa partie postérieure. Jamais d'hémorrhagie. Ne se mouche pas plus qu'à l'ordinaire, à moins qu'il n'appuie avec le doigt sur son sac lacrymal et n'en vide ainsi le contenu qui est sanio-purulent. Larmoiement fréquent de l'œil gauche. Pas de douleur, mais quelques picotements dans la joue gauche. Depuis quelques jours l'enflure de la joue a fait des progrès sensibles. L'exploration de la tumeur montre une masse occupant tout le maxillaire supérieur gauche, faisant saillie dans les fosses nasales, refoulant le pilier antérieur et une partie de la moitié gauche du voile du palais. Un peu de gêne dans la parole.

Léger exorbistisme, sans trouble de la vue. La peau de la joue est adhérente et plus vascularisée que du côté droit.

18 juin 1878. — Opération :

Anesthésie par l'éther. Incision au dessous de la paupière inférieure, et suivant le sillon jugo-nasal et la ligne médiane de la lèvre supérieure. Dissection du lambeau. Section du nerf sous-orbitaire. On racle la face profonde du derme. L'opération ne présente rien d'anormal. Peu d'hémorrhagie On enlève le pilier postérieur, la moitié du voile du palais, et avec des ciseaux on enlève une partie, petite, il est vrai, de la base de la langue. Suture, pansement phéniqué. L'enlèvement de l'os malade qui était très-friable, s'est fait en plusieurs temps.

21 juin. — Enlèvement des épingles et des fils. Réunion de toute la plaie, sauf de la partie qui siège sous la paupière. En ce point, il y a un pli cutané et un peu de suppuration a lieu.

3 juillet. — Exeat. La guérison s'est faite régulièrement. 39° 8, le troisième jour, a été la plus haute température. Etat général très-bon. Pas de douleur. Suppuration de la paupière peu considérable. Le reste de la plaie est cicatrisé. Sensibilité de la joue un peu obtuse. Légère chute de la paupière inférieure et épiphora. Quand il se contracte avec effort, tout le globe oculaire est recouvert par les paupières. Ne peut gonfler la joue gauche à cause du passage de l'air dans les fosses nasales La parole est très-embarrassée et presque incompréhensible. La joue paraît souple. Un peu de cornage la nuit.

II. — Procédé avec conservation du nerf sous-orbitaire

Observation VII (1). (*Service de M. le professeur Létiévant*). — Hôtel-Dieu de Lyon, salle Saint-Paul, n° 18.

Marie R..., institutrice, 45 ans.

Depuis trois mois, tumeur de la mâchoire supérieure droite. Petite d'abord, cette tumeur formait à la joue une saillie arron-

(1) Communiquée par M. Létiévant au Congrès de Clermont-Ferrand, 1876.

die, sans altération de coloration à la peau. Elle était de consistance rénitente, élastique, sans bruit parcheminé. Dans la bouche, la tumeur formait une saillie cylindroïde, occupant la région latérale droite de la voûte palatine et l'arcade dentaire de ce côté jusqu'à la première petite molaire. Le bord de l'arcade dentaire était fongueux, rougeâtre, ne portait plus que trois molaires largement espacées. Cette tumeur était indolente, ne s'accompagnait pas d'adénite sous-maxillaire et n'avait influencé en rien l'état général de la malade. La disposition de ce sarcôme, ses limites très-nettement circonscrites, sa non adhérence aux parties molles de la joue, permettent d'appliquer, pour l'extirper, l'emploi du procédé de M. Létiévant.

7 septembre 1874. — Opération. La malade anesthésiée par l'éther, je fis, dit M. Létiévant, l'incision du lambeau, comme je l'ai décrite, ainsi que la dissection du lambeau en rasant l'os. La taille de l'encochure triangulaire du rebord orbitaire ne m'offrit pas de difficulté, non plus que la mise à nu du nerf dans son canal, et son dégagement. Je taillai de même les deux aiguilles osseuses du rebord orbitaire, en séparant de l'os l'apophyse montante d'une part, et l'os malaire de l'autre. Pour la section de la voûte, je pratiquai d'abord, à la gouge toujours, une section osseuse suivant le bord droit de la deuxième incisive, allant dans la direction de la ligne de séparation de l'os incisif avec le maxillaire, jusqu'au canal palatin antérieur. Là, la section osseuse, changeant de direction, fut conduite en ligne droite en arrière, séparant les deux apophyses palatines jusqu'au bord adhérent du voile du palais; puis je fis rapidement, au bistouri, la section du voile à son bord adhérent. A ce moment, ayant saisi le maxillaire à l'aide de pinces dentées, je l'abaissai brusquement, rompant ses adhérences ptérygoïdiennes, et l'extirpai en lui imprimant un mouvement de torsion. La tumeur enlevée, le lambeau jugal fut rabattu, les trois supports osseux le maintinrent soulevé, et des points de suture entortillée réunirent les lèvres de la plaie dans toute son étendue.

Le dix-neuvième jour de l'opération, la malade quittait l'Hôtel-Dieu, guérie. Le lambeau jugal était très-sensible au tact et à la douleur. La cicatrice était linéaire ; un large hiatus se voyait à la place de l'os maxillaire enlevé.

Treize mois plus tard (octobre 1875), je constatais que : — 1° la *motilité* des lèvres était parfaite ; tous les muscles de la face se contractaient : élévateur, canin, zygomatiques, pyramidal, etc. Il n'y avait, en cherchant bien, que deux petits faisceaux musculaires n'obéissant pas à la volonté : le myrtiforme et la portion élévatrice de l'aile du nez ; tous deux, par la section du lambeau, ayant été séparés des nerfs de la face ; mais ils sont si petits et si peu importants que leur perte était pour ainsi dire imperceptible ; — 2° la *sensibilité* de la joue droite était normale à la douleur, à la température, au tact, à l'esthésiométrie ; 6 millimètres 1/2 d'écart donnaient une sensation double, 5 millimètres, non. C'était la même sensibilité que sur la joue gauche ; — 3° la forme de la joue était des plus régulières ; cette joue était soutenue non-seulement par les trois pointes osseuses conservées, mais encore par une masse fibreuse de nouvelle formation, interposée entre elles, et remplaçant complétement l'os maxillaire absent. Par elle se trouvait comblé le vaste hiatus observé les premières semaines de l'opération. Là cette masse fibreuse s'était disposée suivant la forme de la voûte palatine qu'elle prolongeait ; sa surface lisse et blanche était sur le même niveau que la voûte du côté sain. Elle se confondait en dedans avec l'apophyse palatine, en dehors avec la joue, en avant avec l'os incisif, en arrière avec le voile du palais qui s'y insérait et s'y mouvait normalement. Cette voûte de nouvelle formation permettait l'accomplissement de tous les actes buccaux (Voir la photographie).

Il y a environ un an qu'on n'a pas eu de nouvelles de la malade. A cette époque, rien ne faisait prévoir une récidive.

Observation VIII. — (Communiquée par M. le docteur Tédenat). Hôtel-Dieu de Lyon. Salle Saint-Paul (*service de M. le professeur Létiévant*).

Marie-Célestine R., demeurant à Saint-Etienne, âgée de 23 ans. Bonne santé antérieure. Pas de syphilis.

Depuis quinze mois, une tumeur se produit à la partie moyenne de la joue gauche. Cette tumeur a marché lentement au début, mais depuis deux mois environ elle s'est rapidement accrue. La malade n'a jamais souffert beaucoup ; de temps en temps, elle éprouve des douleurs vagues dans tout le côté gauche de la face.

La tumeur fait une saillie arrondie au-dessous de l'os malaire ; elle fait corps avec le maxillaire supérieur. Elle est dure, dans son ensemble, et élastique, mais, au niveau de quelques bosselures, on perçoit une fausse fluctuation. Les dents sont bonnes quoique un peu ébranlées dans leurs alvéoles. — Pas d'engorgement ganglionnaire.

L'état général est bon.

10 *juin* 1875. — On pratique la résection du maxillaire supérieur. — Incision ordinaire. L'œil est soulevé dans une cuiller *ad hoc*. Ablation de la paroi supérieure du canal sous-orbitaire.

Cela fait, on incise la muqueuse de la voûte palatine, sur tout le pourtour interne des alvéoles. On pratique une incision transversale de la moitié gauche du voile du palais. La fibro-muqueuse est décollée de l'os jusqu'à quelques millimètres au dela de la ligne médiane.

La résection est achevée comme à l'ordinaire. Le nerf sous-orbitaire est conservé.

Les lèvres de l'incision sont réunies par une suture; on ne place, sur la muqueuse palatine, qu'un point de suture, vers la partie moyenne, et seulement pour la soutenir. Une éponge est laissée dans la plaie.

Le 11. — On enlève l'éponge. La malade va bien.

Le 13. — On supprime quelques points de suture.

Même état satisfaisant.

Le 20. — La malade quitte l'hôpital. La sensibilité de la joue est la même que celle du côté sain. La muqueuse du palais adhère, en deux points, à la partie moyenne de la joue. Entre ces deux points d'adhérence, existent deux hiatus latéraux.

Septembre 1877. — Cette femme est vue par M. Tédenat, qui a constaté l'état suivant :

La déformation est peu considérable. La joue du côté opéré ressemble, comme épaisseur et comme coloration, à celle du côté sain. La sensibilité est parfaite. La moitié gauche de la voûte palatine forme une masse épaisse, résistante comme si elle était supportée par un plan osseux : son bord externe adhère partout à la face interne de la joue.

L'œil n'est pas abaissé. Il n'y a pas de strabisme.

Rien ne fait prévoir une récidive.

Observation IX. — (1) *Polype fibreux naso-pharyngien implanté sur l'apophyse basilaire et la partie latérale dro te du pharynx.*

Louis Perrin, 17 ans, cultivateur, salle Saint-Joseph, n° 12, entré le 21 février.

« Ce jeune homme est entré à l'Hôtel-Dieu, il y a deux mois, à ce point anémié et dyspnéique que j'osais à peine lui proposer l'opération que réclamait la lésion dont il était atteint. Il portait un polype dit naso-pharyngien qui remplissait la narine droite et le sinus, avait refoulé et usé la voûte palatine de ce côté; ce polype s'enfonçait dans le pharynx, adhérait à toute la longueur de la paroi latérale droite et postérieure de cet organe, jusqu'au niveau du larynx et poussait un prolongement considérable dans la cavité zygomatique qui en était distendue. La voie maxillaire seule pouvait permettre l'extirpation d'une pareille tumeur.

24 *février* 1877. — « Je fis, comme opération préliminaire, la résection de l'os maxillaire supérieur par mon procédé. Mis alors en présence d'un polype implanté solidement dans des loges osseuses multiples, qu'il s'était creusées ou qu'il avait trouvées toutes faites dans les anfractuosités des régions profondes de la face et de la base du crâne, je cherchai vainement à le décoller, à lui trouver un pédicule. Il tenait partout. Les ongles, les spatules et les rugines enfoncées entre ses lobes et les os et ne faisaient qu'occasionner un écoulement de sang abondant. Les pinces à polype les plus fortes étaient impuissantes à l'ébranler et se faussaient sur la tumeur. Cependant le malade s'affaissait d'hémorrhagie et d'asphyxie. Un instant je redoutai de ne pou-

(1) Communication à la Société des sciences médicales de Lyon, par M. Létiévant, 1877.

voir achever mon opération, quand songeant à un instrument de récente acquisition, les nouvelles pinces à résection de Farabœuf, j'en fis l'application sur la tumeur , et exerçant, à leur aide, un effort des plus violents, j'arrachai, enfin, en bloc toute la masse morbide avec les fragments des loges osseuses où elle était contenue. Le malade était sauvé. Une éponge vivement appliquée sur des surfaces déchirées, arrêta tout suintement sanguin. Je fis la suture du lambeau jugal et le malade porté à son lit, guérit avec cette rapidité de cicatrisation que l'on observe dans les opérations pratiquées sur la face.

« Mais je n'insiste pas sur ces côtés de la question. J'appelle votre attention sur les résultats immédiats de la résection de l'os maxillaire supérieur par mon procédé. Si l'on regarde le visage de mon opéré, on y cherche vainement les signes indiquant qu'une mutilation osseuse grave y a été pratiquée. Il faut regarder de très près, en effet, pour apercevoir le tracé linéaire d'une cicatrice dans le sillon médian de la lèvre supérieure ; on a peine à suivre cette trace cicatricielle dans le sillon de séparation de l'aile du nez et de la joue. La forme de la joue est à droite identiquement pareille à celle de la joue gauche. Quant aux caractères fonctionnels de cette joue, on constaterait, en les recherchant, ce que j'ai fait ce matin encore, que la sensibilité à la piqûre, au tact, à la chaleur y est aussi parfaite qu'à la joue du côté opposé ; que la mobilité y persiste dans tous les muscles de la région, si on excepte le petit muscle myrtiforme et la portion élévatrice de l'aile du nez du muscle élévateur commun, ce qui ne peut être apprécié que par une analyse minutieuse ; que la coloration de cette joue est semblable à celle du côté opposé. En un mot, perfection de la forme, perfection des fonctions, voilà les caractères constatés sur ce côté du visage. »

Sur le malade sujet de cette observation, l'obturation de l'hiatus intrabuccal n'ayant pas été faite par la muqueuse palatine elle-même, on a eu recours à un obturateur artificiel. M. C. Martin a construit à cet effet un appareil prothétique qui, dans ce cas, ne laisse rien à désirer au point de vue de la conservation de la phonation et de la déglutition.

Observation X. — *Tumeur à myéloplaxes du maxillaire supérieur droit.*

Louise D... 38 ans, née à Rochemaure (Ardèche), entrée à l'Hôtel-Dieu de Lyon, salle Saint-Paul n° 33, le 20 janvier 1877. sortie le 22 février 1877.

Depuis deux mois, tumeur du maxillaire supérieur droit survenue, au dire de la malade, à la suite de l'avulsion d'une dent. Douleurs très-vives. Gêne de la mastication. Tumeur volumineuse, rénittente, soulevant la joue, dure, donnant lieu à une déformation notable de toute la région.

Bon état général.

30 *janvier 1877.* — Opération : Résection du maxillaire supérieur droit, suivant le procédé de M. Létiévant, c'est-à-dire avec conservation du nerf sous-orbitaire et le même manuel opératoire que dans les opérations précédentes. L'opération n'a présenté aucun incident à relater.

1er *février.* — On fait le premier pansement. Etat général et local excellent. Temp. rect. 38,5.

3 *février.* — Tous les points de suture sont enlevés. Pas de suppuration. Réunion immédiate sur toute la ligne.

10 *février.* — La guérison est complète. La malade reste en observation jusqu'au 22 février jour de sa sortie. A cette date on constate : pas de déformation sensible de la joue droite, sauf une très légère dépression, un peu d'enfoncement des téguments. Sensibilité parfaitement conservée ; toutefois en un point correspondant à la distribution des filets du nerf sous-orbitaire, la malade ne sent pas la piqûre d'épingle, bien que le nerf ait été conservé pendant l'opération.

Quinze mois après l'opération on a eu des nouvelles de la malade ; les fonctions de la joue, sensibilité, motilité, étaient conservées. Il en était de même de la phonation et de la déglutition. Rien ne faisait prévoir une récidive.

Observation XI. — Recueillie par nous dans le *service de M. le professeur Létiévant.*

Jeanne Rosalie P... âgée de 19 ans, de Rochemaure (Ardèche), entrée à l'Hôtel-Dieu, le 2 mars 1878, sortie le 10 décembre 1878.

Cette malade est la fille de Louise D... dont l'observation vient d'être décrite (obs. X.)

Elle présente comme sa mère une tumeur du maxillaire supérieur droit ayant envahi la presque totalité du maxillaire inférieur.

Elle fait remonter le début de sa maladie à sept ans.

Deux ans auparavant, elle avait reçu un coup, un peu au-dessous de l'angle externe de l'œil droit. Ce coup avait produit une plaie, et le médecin qui la soignait avait pu croire un instant à une lésion osseuse.

Peu après la malade se fit arracher une dent molaire implantée sur l'alvéole supérieur droit. L'avulsion fut laborieuse et suivie aussitôt d'inflammation de la joue, avec tuméfaction assez considérable. Lorsque l'inflammation fut dissipée, l'os resta tuméfié.

Pendant 5 ans l'affection fut limitée au maxillaire supérieur. La joue devint saillante, la paupière inférieure de l'œil droit semblait être tirée en bas. Mais aucune douleur, aucune gêne ne s'étaient manifestées.

Il y a trois ans, la tumeur s'étendit en bas et gagna le maxillaire inférieur, et envahit peu à peu tout le corps de cet os.

A son entrée à l'hôpital, la tuméfaction du menton est très-considérable, et détourne l'attention de celle de la joue. La peau est mobile, intacte, l'os seul est envahi par le processus néoplasique. Absence complète des dents, que la malade a fait successivement arracher, croyant que la tumeur était sous leur dépendance. — Au toucher, la tumeur est dure, bosselée ; elle occupe le corps du maxillaire inférieur, s'étendant à gauche jusqu'au niveau de la première grosse molaire, et à droite, jusqu'à l'apophyse coronoïde. Au maxillaire supérieur, elle se limite moins facilement ; elle paraît s'étendre jusqu'au palatin. — Elle présente, en outre, quelques points fluctuants. — Pas de douleur ; aucune gêne dans la mastication ; les mouvements de la langue sont un peu gênés. — Santé générale bonne.

Le 23 mars. — Première opération, consistant à enlever la tumeur du maxillaire inférieur.

Après avoir anesthésié la malade, M. le professeur Létiévant pratiqua la résection du maxillaire au niveau de l'apophyse coronoïde à droite, et de la deuxième grosse molaire à gauche. Après trois syncopes successives, on dut renoncer à pratiquer la résection du maxillaire supérieur, qui fut réservée pour une autre séance. L'application immédiate d'un appareil prothétique, destiné à remplacer la mâchoire inférieure, ne put pas se faire.

La malade fut vite remise, et la résection du maxillaire supérieur décidée.

Le 25 mai. — Deuxième opération, où M. Létiévant pratiqua la résection du maxillaire supérieur d'après son procédé. La tumeur occupant la partie correspondant au sinus, et les téguments de la joue n'étant pas adhérents, on put facilement, après avoir fait l'incision dont il a été parlé, isoler le nerf sous-orbitaire dans son canal, à l'aide de gouge et maillet, tailler les deux branches supérieures du trépied osseux, puis la branche incisive, et enfin enlever vivement l'os réséqué.

La muqueuse palatine ne fut pas conservée.

L'examen microscopique de la tumeur fait au laboratoire d'histologie de la Faculté, montra qu'on était en présence d'un sarcôme fasciculé. On ne crut pas utile, pour ce cas, de faire l'application immédiate d'un appareil prothétique.

La malade se remit assez rapidement, et dans le courant d'août, la guérison était complète. La joue ne présentait aucune déformation extérieure, mais on dut songer à remédier à la perte de substance occasionnée par la résection. En effet, la place du maxillaire supérieur était représentée par un trou large de 0,034 millimètres d'avant en arrière, et de 0,029^{mm} latéralement. Sa profondeur était limitée par le plancher de l'orbite. Il en résultait pour la malade une gêne considérable, soit pour la prononciation des mots, soit pour l'ingestion des aliments, dont la plus grande partie ressortait par le nez.

M. Martin, de Lyon, remédia à cette défectuosité par divers appareils prothétiques très-ingénieusement faits, et qui purent en même temps modifier, en partie, la déformation consécutive à la résection du maxillaire inférieur.

La malade sort de l'hôpital le 10 décembre 1879. — La joue du côté opéré ne présente aucune déformation apparente. La sensibilité est parfaite. L'accomplissement des fonctions se fait très-bien, sauf quelques imperfections tenant à l'absence du maxillaire inférieur. Seule, la déformation de la mâchoire inférieure donne à la face cet aspect particulier, qu'on observe, quand on n'use pas d'appareil prothétique immédiat.

Voici ce qu'elle écrivait le 21 mars 1879 : « Je perds toujours ma salive autant que les premiers jours. Je me nourris assez bien, mais je ne puis mâcher que des aliments tendres. Quant à la parole, elle m'est revenue un peu; je me fais assez bien comprendre. Je supporte assez bien mes appareils ; je les garde tout le temps, malgré quelques douleurs que j'éprouve à la dent qui tient celui d'en bas ; celui d'en haut ne me fait pas mal, seulement la chaînette qui le tient avec celui d'en bas me fait sortir parfois des boutons dans la bouche. »

Observation XII. — (recueillie par nous dans le *service de M. Létiévant*). — Hôtel-Dieu de Lyon, salle Ste Marthe, n° 24.

Ennemond M.., âgé de 35 ans, tisseur. Ce malade n'a pas d'antécédents héréditaires, ni pathologiques. Il fait remonter le début de son affection à six mois. Il eut à cette époque une violente névralgie dentaire limitée au côté droit de la mâchoire supérieure ; l'avulsion de la première grosse molaire de ce côté lui procura quelque soulagement, mais il commença en même temps à s'apercevoir que le volume de sa joue droite augmentait et qu'une saillie se formait graduellement à la voûte palatine du même côté. Depuis 3 mois surtout, la tumeur a pris un accroissement considérable.

Aujourd'hui, on observe, à la joue droite, une saillie hémisphérique de la grosseur d'une petite pomme ; cette saillie se retrouve à la voûte palatine, quoique un peu moindre comme volume. La consistance de la tumeur est dure : on ne perçoit de fluctuation en aucun point. Elle est indolore, même quand on n'y exerce une certaine pression. Le globe de l'œil est sain ; la vision normale. La parole est un peu gênée ; la voix légèrement nasonnée. La mastication ne se fait qu'avec difficulté ; les grosses et les petites molaires du côté supérieur droit sont fortement ébranlées. Au niveau de l'alvéole de la première grosse molaire, avulsée il y a six mois, on voit un tissu bourgeonnant, rougeâtre, saignant facilement et remplissant complètement l'intervalle compris entre la deuxième grosse molaire et la deuxième petite molaire. Pas de troubles de l'ouïe. Le malade ne souffre pas, a bon appétit et digère bien ; l'état général est excellent.

6 octobre 1879. Opération.

Anesthésie par l'éther. Incision rapide suivant la ligne médiane de la lèvre, contournant l'aile du nez et s'arrêtant à la dépression supérieure de cette aile. — Dissection rapide du lambeau jugal jusqu'au niveau du trou sous-orbitaire. On arrête l'écoulement de sang avec la pression digitale. Dissection minutieuse au niveau du trou sous-orbitaire, pour éviter de blesser le nerf tout en mettant à nu, au voisinage du trou sous-orbitaire le rebord de l'orbite. Des crochets tirent fortement sur le lambeau pour le relever. — 2e temps. Taille au ciseau fin et au maillet, d'un V osseux. Destruction de la paroi supérieure du canal sous-orbitaire à l'aide de pinces. Le nerf qui s'aperçoit au fond de cette gouttière, mis à nu dans toute son étendue, est soulevé à l'aide d'un crochet fin, et porté à la face profonde du lambeau sur lequel il s'applique. Le lambeau est alors plus facilement soulevé et permet la taille d'un aiguille osseuse interne, comprenant deux à trois millimètres du rebord orbitaire interne, et allant séparer l'apophyse montante du reste de l'os. Sur l'autre lèvre du V, taille de l'aiguille malaire formant le rebord orbitaire, et séparation du malaire dans son union avec le maxillaire. On passe ensuite au plancher buccal. Incision de la muqueuse depuis l'insertion du voile du palais, en arrière, jusqu'au niveau de la canine ; cette incision est curviligne et longe la base des gencives ; elle va jusqu'à l'os. Dissection de cette muqueuse avec la rugine et le bistouri. Arrivé sur la ligne médiane, le lambeau est fortement tiré à gauche à l'aide de pinces ; le ciseau large et le maillet sectionnent alors l'os au niveau de la canine enlevée, jusqu'au canal palatin antérieur, puis le ciseau est dirigé d'avant en arrière pour compléter la section de l'apophyse palatine sur la ligne médiane, ainsi que la portion palatine de l'os palatin.

La section osseuse achevée, l'os saisi à l'aide des pinces de Farabœuf, est ébranlé, incliné en bas et extrait. Hémorrhagie d'une artériole qu'on arrête avec une pince hémostatique qui est laissée dans la plaie. Suture entortillée de la plaie tégumentaire. Suture en deux points du lambeau palatin avec la joue.

L'examen de la tumeur n'a pas été fait au point de vue histologique. A la coupe, on reconnaissait les caractères macroscopiques du sarcôme.

13 *octobre.* — Depuis l'opération l'état général du malade s'est maintenu excellent. Le second jour, seulement, il a présenté une température rectale de 40,5. Aujourd'hui, il se lève. La joue droite est un peu tuméfiée. La parole est distincte, quoique avec un peu de nasonnement de la voix. La sensibilité de la joue paraît intacte. La suture palatine n'a pas tenu ; il existe une fente longitudinale faisant communiquer les cavités nasale et buccale. Néanmoins le lambeau est horizontal, non flottant. La déglutition est facile.

21 *octobre.* — Tentative de suture du lambeau palatin avec la joue. Les tissus bourgeonnants et tuméfiés sont déchirés par les fils, et la réunion ne peut avoir lieu. D'ailleurs on voit de jour en jour diminuer l'hiatus palatin.

30 *octobre.* — Le malade après avoir été photographié est parti, sans avertir. La parole était très-compréhensible, la voix avait encore un peu de nasonnement qui s'effaçait de jour en jour. La déglutition se faisait sans difficulté malgré la persistance d'une fente palatine d'ailleurs très-étroite ; pas de rejet des aliments par le nez. Le masque facial jouissait de toute sa mobilité des deux côtés. Enfin, la sensibilité examinée quelques jours auparavant, paraissait parfaite. La forme de la joue du côté opéré ne laissait rien à désirer; la réunion exacte des sutures laissait, à peine, soupçonner leur existence. (Voir la photographie).

Nous n'ajouterons pas de commentaires à ces observations ; l'état des malades noté à leur sortie de l'hôpital peut en tenir lieu. Nous donnons ci-après deux photographies de malades, l'une faite treize mois après l'opération, l'autre trois semaines après. Dans le premier cas, les phénomènes de rétraction cicatricielle se sont opérés; on peut donc juger *de visu* du résultat éloigné d'une opération avec conservation du nerf sous-orbitaire. Nous avons pensé que la photographie prenant la nature sur le vif, comme un miroir, serait préférable à la lithographie, où l'imagination de l'artiste peut souvent embellir la réalité.

CONCLUSIONS

Au terme de cette étude, nos conclusions peuvent se résumer en quelques lignes :

1° Les procédés de résection du maxillaire supérieur employés jusqu'à ce jour sont défectueux dans leurs résultats, au point de vue de la conservation de la forme, de la sensibilité et de la motilité de la face ;

2° La cause principale de cette imperfection tient à l'ablation du nerf sous-orbitaire, qui est à la fois le nerf sensitif et le nerf trophique de la face.

3° L'ablation de la mâchoire supérieure avec conservation du nerf sous-orbitaire et d'un trépied de support osseux, telle que l'a préconisée M. le professeur Létiévant, doit être mise en usage toutes les fois que les indications le comportent.

4° On n'aura recours aux procédés anciens que dans des cas exceptionnels. Le siège ou l'étendue de la lésion serviront de guide dans le choix de la méthode.

LÉGENDE EXPLICATIVE

1 Procédé de Gensoul.

2 — de Nélaton (Un trait, à la limite supérieure de l'aile du nez, indique où s'arrête l'incision dans le procédé de M. Létiévant).

3 Procédé de Langenbeck.

4 — de Syme.

5 — de Velpeau.

6 — de Diffenbach.

7 Trépied de support osseux, conservé dans le procédé de M. Letiévant. — Sur le rebord orbitaire droit, on trouve indiquée l'encoche relative à la conservation du nerf sous-orbitaire.

5607. Imp. Ve CHANOINE, Lyon, place de la Charité, 10

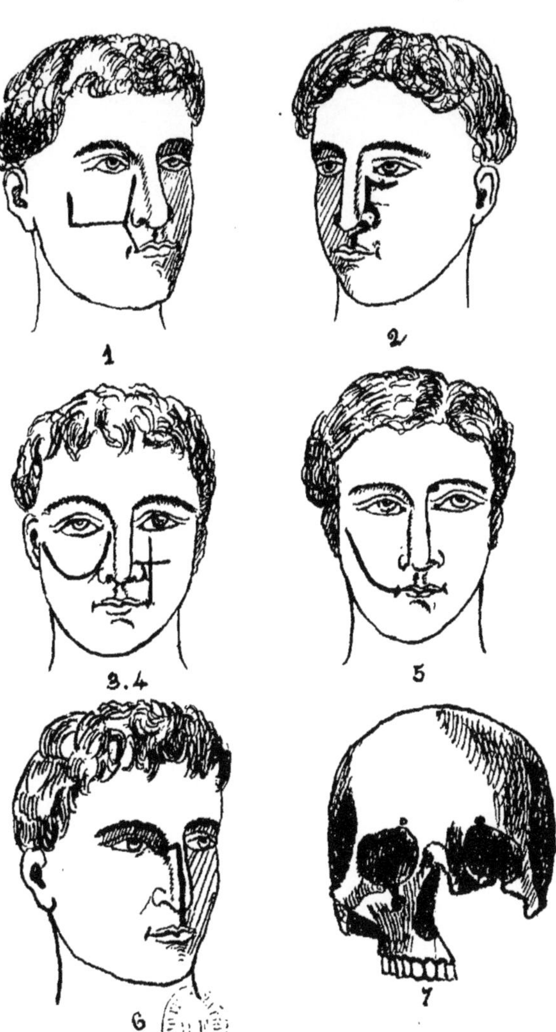
1
2
3.4
5
6
7

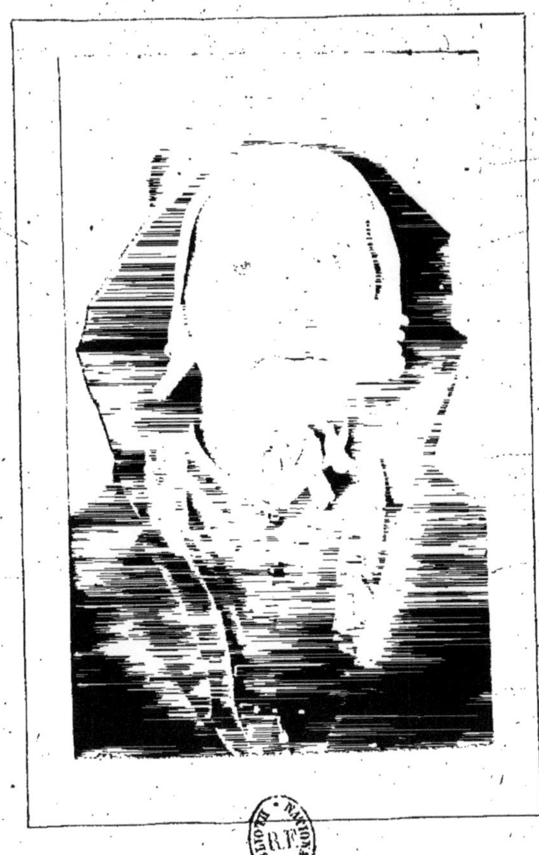

Marie R..., treize mois après la résection du maxillaire supérieur droit (Procédé de M. Létiévant). Voir observ. VII.

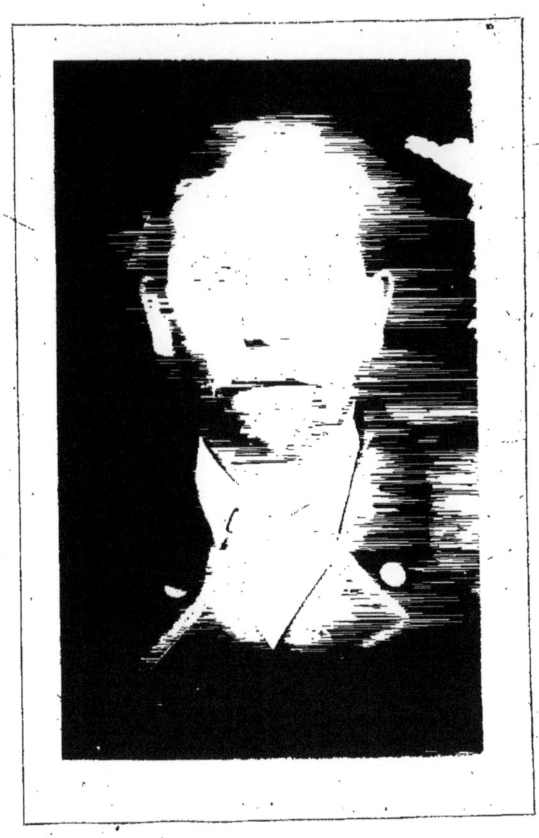

Ennemond M. trois semaines après la résection du maxillaire supérieur droit (Procédé de M. Létiévant). Voir l'obs. XII.

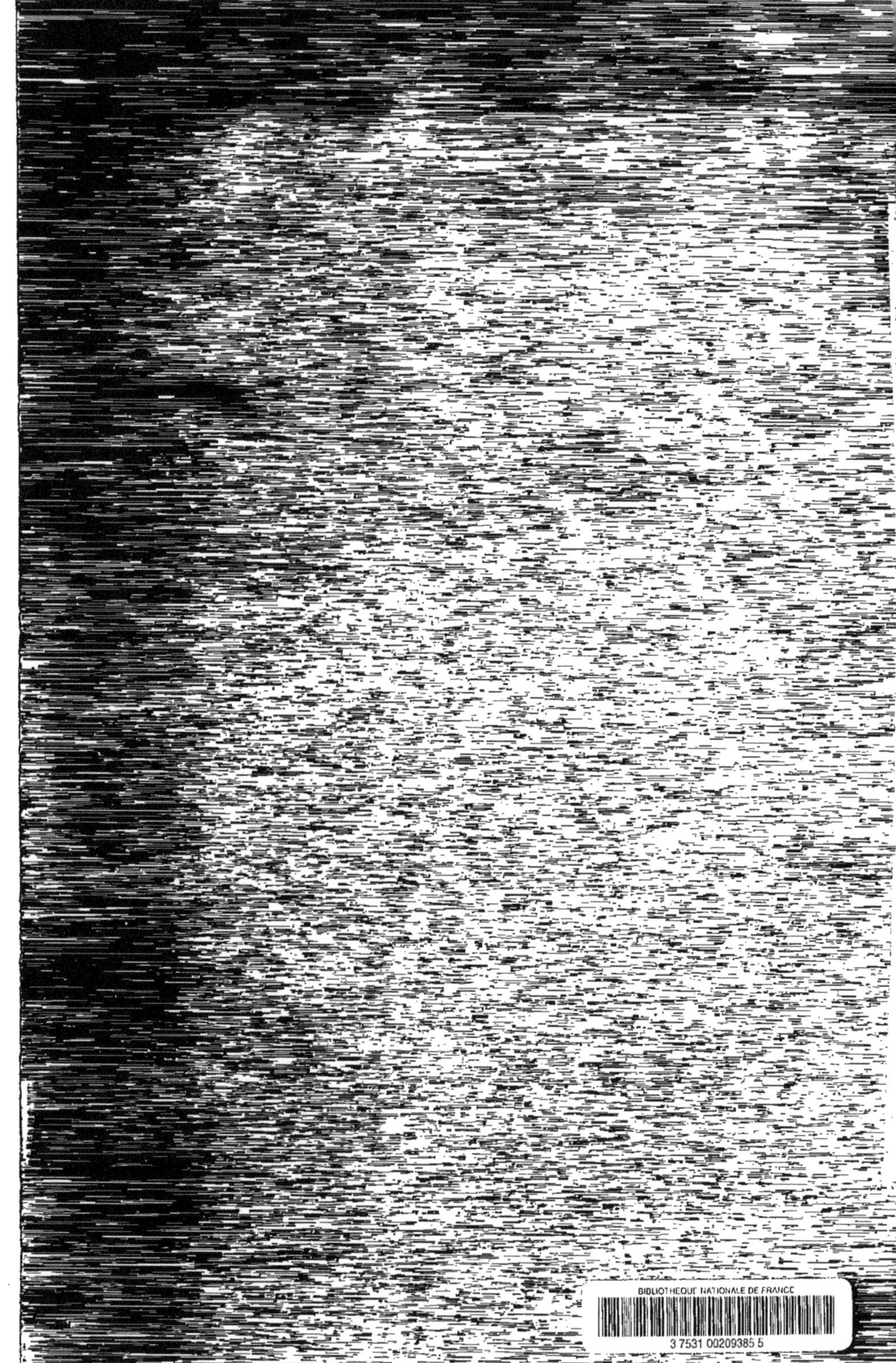

www.ingramcontent.com/pod-product-compliance
Ingram Content Group UK Ltd.
Pitfield, Milton Keynes, MK11 3LW, UK
UKHW021008200726
13857UKWH00004B/1340